Mosaik bei
GOLDMANN

Buch

Sportliche Betätigung und bewusste Ernährung sind das A und O für einen gesunden Körper. Doch trotz bester Absichten kann man einiges falsch machen! Damit Sie den vielen Mythen und Halbwahrheiten rund um das Thema Fitness nicht auf den Leim gehen, entlarven die vier Autoren die 50 gängigsten Irrtümer. Auf der Grundlage neuester wissenschaftlicher Erkenntnisse klären sie unter anderem auf, welche Fallstricke hinter den Versprechungen der Fitnessindustrie lauern, ob Nahrungsergänzungsmittel und isotonische Getränke wirklich unverzichtbar sind und welche Diäten, Modesportgeräte oder Trendsportarten mehr schaden als nutzen.

Hier erfahren Sie, wie Sie Ihre Essgewohnheiten und Ihr Training optimieren können, um die richtigen Effekte zu erzielen. Eine unverzichtbare Lektüre für alle Gesundheits- und Fitnessbewussten!

Autoren

Dr. Markus Groll ist Redakteur beim Wirtschaftsmagazin »trend«. Dort betreut er die Fachbereiche Gesundheit, Ernährung, Landwirtschaft und Konsumentenschutz.

Prof. Hans Holdhaus ist Direktor des Instituts für medizinische und sportwissenschaftliche Beratung (IMSB-Austria) in Maria Enzersdorf. Der Anti-Dopingexperte ist auch als Gesundheitsberater, Vortragender und Publizist tätig.

Angela Mörixbauer ist Ernährungswissenschaftlerin und -journalistin und ehemalige Vorsitzende des Verbandes der Ernährungswissenschafter Österreichs (VEÖ). 2004 gründete sie das Beratungsunternehmen »eatconsult«.

Dietmar Schobel war als Chef vom Dienst und Chefredakteur für Fachzeitschriften sowie als Co-Autor mehrerer Sachbücher tätig. Seit 2002 ist er freier Medizin- und Gesundheitsjournalist.

Dr. Markus Groll · Prof. Hans Holdhaus
Angela Mörixbauer · Dietmar Schobel

Die 50 größten Fitness-Lügen!

Was Sie über effektives Training und gesunde Ernährung wissen sollten

Mosaik bei
GOLDMANN

Die Ratschläge in diesem Buch wurden von den Autoren und vom Verlag sorgfältig erwogen und geprüft, dennoch kann eine Garantie nicht übernommen werden. Eine Haftung der Autoren bzw. des Verlags und seiner Beauftragten für Personen-, Sach- und Vermögensschäden ist ausgeschlossen.

FSC
Mix
Produktgruppe aus vorbildlich
bewirtschafteten Wäldern und
anderen kontrollierten Herkünften

Zert.-Nr. SGS-COC-1940
www.fsc.org
© 1996 Forest Stewardship Council

Verlagsgruppe Random House FSC-DEU-0100
Das für dieses Buch verwendete FSC-zertifizierte Papier *Pamo Sky*
liefert Arctic Paper Mochenwangen GmbH.

1. Auflage
Vollständige Taschenbuchausgabe Dezember 2009
Wilhelm Goldmann Verlag, München,
in der Verlagsgruppe Random House GmbH

Umschlaggestaltung: Uno Werbeagentur, München
Umschlagmotiv: Getty Images/Adam Gault; Mauritius Images/Westend 61;
Mauritius Images/emotive images
Lektorat: Sascha Schipflinger
Fotos: S. 8, 62: Getty Images; S. 16: Südwest Verlag/Kristiane Vey;
S. 100: Südwest Verlag/Rainer Hofmann;
S. 139: iStockPhoto; S. 181: Südwest Verlag/Nicolas Olonetzky
Satz: Buch-Werkstatt GmbH, Bad Aibling
Druck und Bindung: GGP Media GmbH, Pößneck
MV · Herstellung: IH
Printed in Germany
ISBN 978-3-442-17112-5

www.mosaik-goldmann.de

INHALT

Einleitung 8

HIP – ABER NICHT FIT

Trends und Moden der Fitnessindustrie 16

1 Ohne High Tech kein High Speed? 18

2 Gramm-weise schlank mit Fettwaagen? 23

3 Nordic-Walking:
jedermanns Gesundheitsturbo? 28

4 Wettrüsten zum Fitness-Sieg? 34

5 Lieber langsam laufen? 38

6 Carver: jeder ein Herminator? 42

7 In null Komma nichts von null auf 42,2? 48

8 Mit der Pulsuhr am Puls der Zeit? 53

9 Mit Yoga entspannt zur Fitness? 57

EINFACH – ABER NUTZLOS

Methoden und Mythen rund um den Schlankheitswahn .. 62

10 Mit Schlankheitsmitteln mühelos
zur Modelfigur? 64

11 Mit »GLYX« ins Ernährungsglück? 70

12 13 Schwere Diäten – leichtes Gewicht? 75

14 Fett verbrennen an Bauch, Bein, Po? 80
15 Essen am Abend macht dick? 84
16 Zucker ist ein Vitaminräuber? 89
17 Nur beim Schwitzen schwinden die Kilos? 93
18 Entschlackt und schlank durch Fasten? 95

SIMPEL – ABER FALSCH
Tipps und Tabus zur fitnessbewussten Ernährung 100
19 Rohes Obst am Abend gärt im Magen? 102
20 Cholesterin ist böse, das Ei der Übeltäter? 106
21 Margarine ist gesünder als Butter? 113
22 Beugt Milch Osteoporose vor? 115
23 24 Fitness und Alkohol schließen sich aus? 120
25 Kaffee – ein Tabu für Sportler? 124
26 Schokolade – die dunkle Seite der Macht? 128
27 Salz verursacht Bluthochdruck? 132
28 Fünf Mahlzeiten am Tag sind optimal? 134

UNNÖTIG – ABER TEUER
Mit Hilfsmitteln zu Fitness und Wohlbefinden 139
29 30 Kommt die Kraft aus der Dose? 141
31 Ständig sauer ohne Basenpulver? 148
32 Machen Vitaminpillen fehlende Fitness wett? 153
33 Sind probiotische Joghurts gesünder? 160
34 Sportlerriegel sind Fitness zum Anbeißen? 165
35 36 Ohne Sportler-Drink kein Sportler-Star? 167
37 38 Leichter und gesünder durch Light-Produkte? 173
39 Gesünder würzen mit Himalayasalz? 178

ALLGEMEINWISSEN – ABER WIDERLEGT

Irrtümer aus Sport und Training 181

40 Trainingsfortschritt muss wehtun? 184

41 Mit Stretching gegen den Kaltstart? 188

42 Hanteln machen Frauen männlich? 193

43 Das Training hört mit dem Duschen auf? 195

44 Die Kraftkammer nur für Bodybuilder? 200

45 Sport ist nur etwas für Junge? 206

46 Erst Eiweißpräparate builden den Body? 209

47 **48** Sex vor dem Sport verringert die Leistung? 214

49 Fit an einem Wochenende? 219

50 Schwimmen stärkt den Rücken? 221

Quellenverzeichnis 223

Register 253

EINLEITUNG

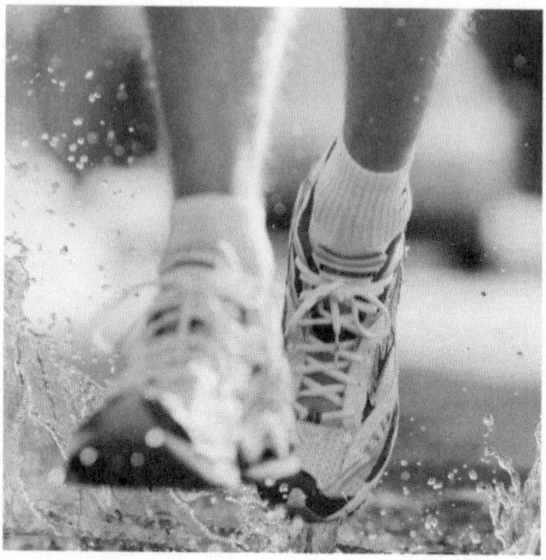

Wer ein Buch über »Fitness-Lügen« schreibt, gerät schnell in den Verdacht, Sport und gesunde Ernährung prinzipiell abzulehnen. Weit gefehlt. Aus der Erkenntnis heraus, dass Fitness, Gesundheit und richtiges Ernährungsverhalten gerade in der modernen westlichen Welt nicht automatisch zur »menschlichen Grundausstattung« gehören, können wir uns mit Überzeugung und Vergnügen dem Aufruf zu verstärktem sportlichen und ernährungsbezogenen Körperbewusstsein anschließen. Wenn es den Fitnessboom nicht gäbe, wir würden ihn erfinden.

Allerdings: Es wäre kein Hype, gäbe es nicht auch eine Reihe von Mythen und Missverständnissen sowie schiere Lügen und Falschmeldungen, die unter den Anhängern der neuen Fitnesskultur ebenso gern und häufig verbreitet wie gern und leicht geglaubt werden. Dies lässt es notwendig erscheinen, neueste Modetrends und alte Märchen über Gesundheit und Fitness kritisch zu hinterfragen.

Ein Beispiel? Hätten Sie etwa gewusst, dass der ehemalige englische Premierminister Winston Churchill, seines hohen Lebensalters und der Devise »No Sports« wegen bis heute das Vorbild aller Sportverweigerer, in jungen Jahren als Offizier in Wirklichkeit ein äußerst agiler Mann (Fechten, Reiten, Schwimmen und Polo) war, dessen strapaziöse Flucht zu Fuß aus einem Kriegsgefangenenlager der Buren 1899 durchaus auch als große körperliche Leistung zu bewerten ist?[1]

Dieses Buch soll einige jener Behauptungen berichtigen, die manche vorgeblichen Fitness- und Ernährungsexperten verbreiten, und Gegenargumente zu gängigen Slogans aus Marketing und Werbung liefern. Es richtet sich an alle, die den Wert gesunder Bewegung und gesunder Ernährung erkennen, vielleicht sogar deswegen aktiv werden und wissen möchten, was es mit den am weitesten verbreiteten Fitnessmythen wirklich auf sich hat. Eigentlich wenden wir uns also an jedermann und jede Frau, vielleicht mit Ausnahme von

- Hochleistungssportlern – für die eigene Gesetze gelten
- ausgewiesenen Anhängern der Devise »No Sports« – die am Thema schlicht kein Interesse haben.

Ohne Schweiß kein Preis

Grundsätzliche Lügen der Fitnessindustrie. Mit dem Aufruf »No Pain, no Gain!« (salopp übersetzt: Ohne Schweiß kein Preis) und der Aufforderung, dem Herzinfarkt einfach davonzulaufen, hat der Astronautenarzt Kenneth Cooper Anfang der siebziger Jahre eine riesige Fitnesswelle ausgelöst. Der Umkehrschluss: Pain = Gain zwingt seit damals so manche Freizeitathleten dazu, sich in Folterkammer-ähnlichen Studios an chromblitzenden Maschinen zu peinigen und zu quälen, in der Annahme, ihre Körper dadurch »perfektionieren« zu können.

Je simpler die Kausalität zwischen einem bestimmten Verhalten (Fitnessgerät) und dem erwünschten Effekt (Muskeln, Wohlbefinden, Sexleben, Erfolg) ist, die von der Werbung vorgegaukelt wird, umso bereitwilliger saugen die Massen das Heilsversprechen auf. Weil es offenbar nur allzu menschlich ist, gerne einfachen Erklärungsmustern zu folgen. Nur wer das gerade angesagte Ding besitzt, besteigt, bearbeitet und im Fegefeuer der Schokosünden beschwitzt, kommt in den Fitnesshimmel. – Wen sollte es da noch stören, wenn gleichzeitig auch die irdischen Kassen klingeln?

Sportmediziner, Psychologen und Fitnessexperten hinterfragen diesen Zugang immer häufiger: Nicht nur, dass der Frust vorprogrammiert ist, wenn Traumfigur und Idealgewicht nicht innerhalb von Wochen erreicht werden können. Auch bleibende gesundheitliche Schäden sind möglich.

Irrig ist nicht nur die Annahme, dass es auf dem Weg zu einer guten körperlichen Gesamtverfassung zahlreiche wohlfeile Abkürzungen gibt. Ähnliches gilt auch für die Ansicht, dass jeder Mensch durch Sport in jedem gewünschten Ausmaß fit werden kann. In Wirklichkeit spielen dabei auch die Erbanlagen eine wichtige Rolle. Wichtige Fitnessfaktoren wie etwa Ausdauerleistungsvermögen und maximale Sauerstoffaufnahme sind laut Forschern wie dem Präventivmediziner Claude Bouchard von der Laval Universität in Quebec, Kanada, sogar in relativ hohem Ausmaß von genetischen Voraussetzungen bestimmt.[2]

Auch regelmäßiges Training über lange Zeiträume hinweg kann sich höchst unterschiedlich auswirken. So genannte »High Responders« können tatsächlich in kurzer Zeit sehr hohe Leistungsverbesserungen erzielen. Für »Low Responders« gilt genau das Gegenteil. »Das Ausmaß, in dem Menschen auf körperliche Aktivität reagieren, ist sehr breit gestreut«, so Bouchard vor einigen Jahren bei einer internationalen Konferenz für präventive Kardiologie.[3] »Auf alle gesundheitlichen Risikofaktoren bezogen, kann es zwischen denjenigen, die besonders wenig, und jenen, die besonders intensiv davon profitieren, Unterschiede von beinahe 100 Prozent geben.«

Auch was das Ausmaß der notwendigen Beratung betrifft, führt die Fitness- und Ernährungsindustrie harmlose Zeitgenossen gerne in die Irre und verdeckt damit das tatsächlich vorhandene Defizit an Information, das dringend behoben werden müsste. Andererseits wird das Ausmaß an Beratungsbedürftigkeit hemmungslos übertrieben.

Glaubt man den Warnungen diverser Fitnesspäpste, dann dürfte man ohne sportmedizinisches Studium im Büro nicht einmal die Treppe anstelle des Aufzuges benützen. In Gefahr, seine Muskeln rettungslos zu übersäuern, liefe demnach, wer ohne vorhergehenden Laktat-Test der Straßenbahn hinterherläuft. Und ohne Diätplan eine Sachertorte zu naschen hätte beinahe etwas Obszönes. Marketingschmähs, die so nicht stimmen. Denn grundsätzlich haben die meisten Menschen ein gesundes Empfinden für das, was sie ihrem Körper zumuten können.

Aber auch dort, wo die Fitness- und Nahrungsmittelindustrie Recht hat mit ihrer Aufforderung zu Beratung, führt sie den informationshungrigen Menschen aufs Glatteis. Und zwar diesmal in eine andere Richtung, indem das notwendige hohe Ausmaß an Beratung ignoriert wird, aus der nicht ganz unberechtigten Angst heraus, der Konsument könnte ob des prognostizierten Aufwandes wieder kopfscheu werden.

Denn wenn generelle Fitnessdefizite, Bewegungsmangel oder falsches Ernährungsverhalten tatsächlich ausgeglichen werden sollen, dann braucht der Körper wesentlich mehr Aufmerksamkeit, als gerne suggeriert wird. Allerdings: Dies ist anstrengend und zeitraubend, zwei Attribute, die in einer schnelllebigen Zeit gar nicht gerne gehört werden. Und deswegen werden sie auch verschwiegen.

Wellnesstrainer und Ernährungscoach?

Allerdings: Wer sich an Experten wendet, sollte zudem Acht geben, an welche. Der ungeregelte Fitnessmarkt hat sowohl im Bereich Ernährung als auch im Bereich Fitness/Wellness eine Reihe von Ausbildungslehrgängen hervorgebracht, deren Absolventen seriöse Beratung nicht leisten können. Qualitätsstandards fehlen komplett (etwa bei Wellnesstrainern) oder werden konterkariert (tatsächlich qualifizierte Ernährungsberater müssen mit Ernährungscoaches, -trainern und dergleichen wetteifern).

Das solcherart geschürte Misstrauen hält leider viele Menschen davon ab, in jenen Fällen Beratung in Anspruch zu nehmen, wo diese tatsächlich notwendig wäre.

Eventuelle Selbstversuche in diese Richtung beginnen oft mit der falschen Einschätzung des Ist-Zustandes des Körpers. Das mündet dann in einem einseitigen Training, das entweder zu viel an Kraft- oder zu viel an Ausdauerkomponenten enthält. Schließlich endet die Do-it-yourself-Methode mit dem Vernachlässigen der Bereiche Ernährung und Rekreation.

Fitnesswelle ohne Auswirkung?

Sicher scheint auf jeden Fall zu sein, dass die ureigenste Zielsetzung und der Rechtfertigungsanspruch der Fitnessindustrie – nämlich die Menschen gesünder zu machen – trotz größter Anstrengungen nicht wirklich erreicht werden. So stieg etwa – laut dem vom Österreichischen Bundesinstitut für Gesundheitswesen (ÖBIG) erstellten ersten österreichischen Männergesundheitsbericht – gerade in jenen zehn Jahren von 1992 bis 2001, in denen auch die Fitnesswelle ihr größtes Ausmaß erreichte, die Anzahl der Männer, die pro Jahr mit Herz-Kreislauf-Erkrankungen im Krankenhaus behandelt wurden, von knapp über 90 000 auf über 110 000.[4]

Dafür lassen sich im Hinblick auf einen Zusammenhang mit dem Fitnessboom mehrere Erklärungsmuster finden: Entweder es gibt die Fitnesswelle nicht wirklich, also es betreiben immer noch zu wenige Menschen Sport und ernähren sich gesund. Oder sie nutzen dabei die falschen Methoden. Oder, die positivste: Die Fitnesswelle sensibilisiert die Menschen und treibt sie häufiger und früher zum Arzt, der dann verstärkt auf die Herz-Kreislauf-Schwächen der Österreicher aufmerksam wird.

Wie auch immer: Dieses Faktum passt schlecht in das Bild, das die Fitnessindustrie gerne zeichnet: Ein Volk läuft dem Herzinfarkt davon. Zumal trotz eines Rückgangs der Sterblichkeit im Bereich der Herz-Kreislauf-Krankheiten – der die ÖBIG-Experten auf mehr Früherkennung und verbesserte Behandlungsmethoden schließen lässt – Österreich mit rund 15 000 Toten im westeuropäischen Vergleich negativer Spitzenreiter ist.

Und auch in Deutschland lässt sich die Theorie von den positiven Auswirkungen des Fitnessbooms auf die Volksgesundheit mit Statistiken leicht erschüttern – wenn auch zugegebenermaßen an einem beliebig herausgegriffenen Indikator. So listet der aktuelle Gesundheitsbericht der deutschen Bundesregierung[5] die Body-Mass-Index-(BMI)-Werte der deutschen Bevölkerung auf. Die bei Fitnesssportlern sehr beliebte Maßzahl gibt das Verhältnis von Körpergröße zu Gewicht an. Als günstig gelten für Männer Werte von 20 bis 25 und für Frauen solche von 19 bis 24. Wer einen höheren oder wesentlich höheren BMI hat, ist bereits von Übergewicht oder sogar Adipositas, also krankhafter Fettleibigkeit, betroffen. Die aktuellen Erhebungen müssen für Fitnesspropheten eine herbe Enttäuschung sein:

Trotz Millionen von Joggern, Nordic-Walkern, Inline-Skatern und Hantelstemmern und der von ihnen investierten Millionen Euro hat sich der BMI der Deutschen im Durchschnitt in den letzten vier Jahren um keinen Deut verbessert. Im Gegenteil. Von 1999 bis 2003 sank der Anteil jener Deutschen, die sich im Bereich von unter 25 befanden, von 52,2 Prozent auf 50,7 Prozent. Der Anteil derer, die darüber lagen, stieg von 47,7 auf 49,3 Prozent.

Die Fitnessindustrie hat verloren, die Fast-Food-Konzerne gewonnen?

Auch hier wären einseitige Erklärungsmuster fehl am Platz. Ein ganz klein wenig Nachdenklichkeit über den »sehr schwachen Zusammenhang«[6] von Fitnessmoden, Ernährungstrends und Gesundheit allerdings nicht.

Markus Groll

HIP – ABER NICHT FIT

Trends und Moden der Fitnessindustrie

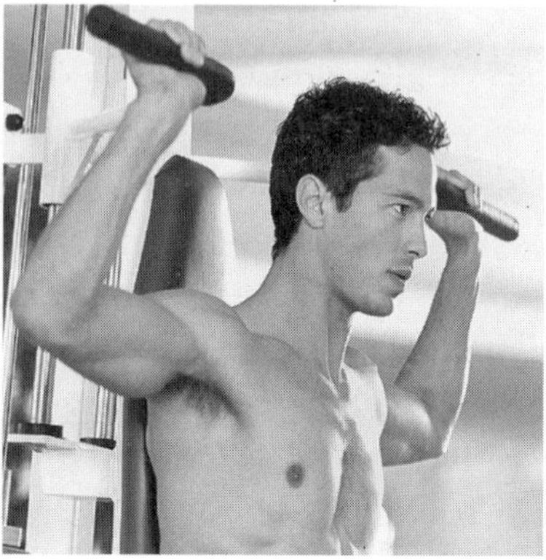

Aus der harmlosen Erkenntnis, dass der moderne Büromensch hin und wieder doch ein bisschen mehr an Bewegung braucht als den Gang zum Kaffeeautomaten, ist im Laufe der Zeit eine ganze Industrie geworden, von Aerobiccenter bis Zusatzernährung. Mit allen Konsequenzen, die ein marktwirtschaftlich orientierter Kreislauf von Angebot und Nachfrage mit sich bringt: Werbung, Verkaufsdruck, Konkurrenz und Ähnliches mehr. Positiv: Immer mehr Menschen lassen sich für das Thema sensibilisieren.

Da aber gewinngesteuerte Interessen auf der Angebotsseite eventuelle hehren Gesundheitsziele auf Konsumentenseite deutlich überwiegen, ist das Verhältnis ein eher schiefes. Wichtig zu wissen: Die Wirtschaft bedient sich der sport-

oder ernährungswissenschaftlichen Erkenntnisse, nicht etwa umgekehrt. An sich sehen wir das wertneutral. Aber spätestens dort, wo falsche Erwartungshaltungen geweckt werden, beginnt die Notwendigkeit kritischer Nachfrage. Wo Konsumenten bewusst oder unbewusst einseitig informiert werden, tut Aufklärung not. Klarerweise haben Kaufleute eher Gewinnmaximierung als Gesundheitsmaximierung im Sinn. Dem entgegengesetzten Aufklärungspart sollte also besondere Aufmerksamkeit gewidmet werden.

In den folgenden Kapiteln beleuchten wir deshalb einige der am weitesten verbreiteten Fitnesslügen aus den Trends und Moden der Fitnessindustrie. Sie sind oft die Einstiegsdroge in die Fitnesswelt. Viele der gerade aktuellen Geräte und Trainingsformen, vom aeroben Training bis zum Nordic Walking, sind aber nicht aus Interesse an der Volksgesundheit entstanden, sondern aus Gewinninteressen des fitnesswirtschaftlichen Komplexes. Die Folgen sind vielfältig: Mal werden Nebenwirkungen verschwiegen, mal Trainingsformen aus dem Spitzensport für die breite Masse der Hobbysportler angeboten, mal schlicht längst widerlegte Mythen aufgewärmt. Allen gemeinsam ist, dass das Verhältnis von Geld- und Zeitaufwand zum behaupteten Ergebnis meist äußerst schlecht ist.

Das ein wenig zu berichtigen ist die Aufgabe der folgenden Punkte. Wo ist der wahre Kern der Fitnesslüge, und wo beginnt die Verschleierung unangenehmer Tatsachen? Nicht vom Sport abzuraten ist das Ziel des Kapitels. Es soll vielmehr zur besseren Information der begeistert Sport treibenden Konsumenten beitragen.

1 Ohne High Tech kein High Speed?

Warum überhöhte Dämpfungskissen bei Laufschuhen schaden können

Anfang der neunziger Jahre verwandelten sich Alleen, Promenaden und Ufergestade in eine einzige Trab-Rennbahn, auf der alle, vom übergewichtigen Bürohengst bis zum magersüchtigen Teenager, ihrem schlechten Gewissen davonlaufen wollten. Grundsätzlich positiv, doch der Bewegungsapparat manch untrainierter Menschen war der plötzlichen Überbelastung nicht ganz gewachsen. Die Sportartikelindustrie reagierte rasch und entwickelte speziell gedämpftes Schuhwerk. Die High-Tech-Fußbekleidung galt auch für Freizeitsportler bald als absolutes »Muss«. Während Millionen Jogger beflissen durch die freie Natur rannten, wanderten Millionen Euro ebenso fleißig – über die Ladentische.

Verletzungsproblematik verlagert

In der Folge ging dank der neuen Ausrüstung etwa die Zahl der Läufer mit Kniebeschwerden tatsächlich zurück. Doch die Verletzungsproblematik wurde dadurch offenbar nur verlagert. Wissenschaftler aus Tübingen verweisen darauf[1], dass seit Ende der neunziger Jahre die Zahl der Läufer mit Problemen in der Achillessehne rapide gestiegen ist.

Bei einer Studie mit 4500 Probanden gaben 35 Prozent der Männer und 20 Prozent der Frauen an, Achillessehnenschmerzen zu haben.

So machen Sie es richtig

- Lassen Sie sich beim Kauf von Joggingschuhen eher über stabile »Führung« als über maximale Dämpfung informieren.
- Extrem leichte Joggingschuhe sollten nur in gut trainiertem Zustand und bei fehlerfreier Lauftechnik verwendet werden.
- Auch Barfußjoggen ist keine natürliche Bewegungsform für Zivilisationsgeschädigte. Wer es damit versuchen will, benötigt jedenfalls eine lange Eingewöhnungsphase.

Besonders häufig handelte es sich dabei um Sportler, die auf unebenen und weichen Böden wie Schotter- und Waldwegen trainierten, die sie als vermeintlich gesündere Alternative zu den angeblich belastenden harten Asphaltstrecken gewählt hatten.

Fehlbelastungen durch zu hohe Dämpfung

In einer Untersuchung der Laufstile stellte sich heraus, dass die betroffenen Läufer ihre Füße mehr über den Mittelfuß abrollten und dadurch die Belastung der Achillessehne verstärkten. Eine Fehlbelastung, die ihre Ursache ausgerechnet darin hat, dass die Laufschuhe mit immer besseren Dämpfungen ausgerüstet wurden, um die Gelenke zu schützen.

»Wenn jedoch die Kissen zu hoch sind«, warnt Biomecha-

Fair gehandelte Laufschuhe gibt es nicht

Was für Textilproduzenten schon lange recht, ist auch für die Hersteller von Laufschuhen billig: die Auslagerung der Produktion in Niedrigstlohnländer. Die deutsche Organisation Clean Clothes hat errechnet, dass bei Laufschuhen für rund 100 Euro gerade einmal 0,4 Prozent des Endverbraucherpreises auf den Arbeiterlohn entfallen.[2] Doppelte Löhne in der Dritten Welt würden also hierzulande mit einer Preiserhöhung von 40 Cent zu Buche schlagen. Wann Niedrigstlohn-Arbeiter aber mit einer derartigen Auffettung ihres Salärs rechnen dürfen, ist völlig offen.

Laut dem österreichischen Verbraucherschutz-Magazin »Konsument« wurden zehn in Österreich vertretene Markenfirmen bei einem Ethiktest der auf derartige Vergleiche spezialisierten belgischen Organisation Ethibel nämlich im Jahr 2003 wie folgt bewertet: »Keine Rede davon, den Besten zu ermitteln, wir können Ihnen nur sagen, wer eine Auswahl bestimmter Kriterien am wenigsten schlecht erfüllt.« Überprüft wurden bei dem Vergleich die Bereiche Umwelt, Soziales und Informationsoffenheit. Mit damaligem Stand konnte nur über eine einzige Firma, den bekanntesten deutschen Hersteller, gesagt werden, dass in Bezug auf die ausgelagerte Produktion zumindest überlegt werde, »Lohn als ›ausreichend zur Befriedigung der Grundbedürfnisse‹ zu definieren«. Das Gesamturteil des österreichischen Testmagazins lautet denn auch: »Fair produzierte Laufschuhe gibt es nicht.«

niker Stefan Grau, »nehmen am Fuß die Geschwindigkeit und die Hebelkräfte der seitwärts gerichteten Abrollbewegung zu, und die Achillessehne wird stark belastet.«[3]

Besser barfuß?

Allzu gut gedämpfte Schuhe können also möglicherweise gesundheitsschädigende Auswirkungen haben. Ob deswegen gleich ganz auf gepflegte Jogging-Fußbekleidung verzichtet werden soll, bleibt für die meisten Läufer wohl fraglich. Wenn auch einzelne Experten dazu interessante Denkansätze liefern.[4] So empfiehlt etwa der Schweizer Sportmediziner Thomas Walser doch gleich barfuß zu laufen, da das

Am laufenden Band

Der Markt für Laufschuhe boomt in Österreich und Deutschland. Marktführer Intersport meldete etwa im ersten Halbjahr 2003 ein Plus von fünf Prozent in der Produktkategorie »Running«. Bei »Walking« waren es sogar 1200 Prozent, also eine Verzwölffachung der Umsätze.

Haushaltsausgaben der Österreicher für Sportschuhe in Euro		Österreichisches Marktvolumen in Millionen Euro	
2000:	50,14	2000:	167,40
2001:	48,49	2001:	163,85
2002:	56,20	2002:	189,20

dämpfende Material von Joggingschuhen die körpereigenen Mechanismen zur Stoßwellenverarbeitung behindere.

Dass Barfußjogger ein geringeres Verletzungsrisiko hätten und die kinetische Energie[5], die beim Aufsetzen des Fußgewölbes entsteht, weit besser nutzten, findet etwa auch Werner Kieser, Erfinder der bekannten gleichnamigen Krafttrainingsmethode zur Gesundheitsprävention. Diese positiven Auswirkungen lassen sich sogar beziffern: Barfußläufer verbrauchen vier Prozent weniger Sauerstoff als die Schuhe tragenden Sportsfreunde.[6] Dass Barfußläufer in Einzelfällen sogar im Hochleistungssport sehr erfolgreich sein können, zeigt das Beispiel der ehemaligen 5000-Meter-Weltrekordlerin Zola Budd-Pieterse.

Bessere Wahrnehmung der Fußstellung

Der australische Physiotherapeut Michael Warburton hat mehrere wissenschaftliche Studien verglichen, die sich mit dem Energieverbrauch und den Verletzungsmustern bei beiden Laufarten befassen.[7] Sein Ergebnis: Wer ohne Schuhe läuft, hat eine bessere Wahrnehmung der Fußstellung in Relation zum Boden, und dadurch sei auch das Risiko für eine Verstauchung geringer. Chronische Beschwerden wie Entzündungen der Plantarsehne, die sich unter dem Fußgewölbe befindet, seien ebenfalls seltener. Trotzdem rät auch Warburton davon ab, von heute auf morgen auf die gewohnten Laufschuhe zu verzichten[8]: Um Muskeln und Bänder an die neue Laufart zu gewöhnen, empfiehlt er zunächst täglich 30 Minuten barfuß zu gehen und erst später barfuß zu joggen.[9]

2 Gramm-weise schlank mit Fettwaagen?

Handelsübliche Produkte sind alles andere als präzise!

Es ist das Lieblingswort vieler Anbieter von Fettwaagen: »Exakt« sollen diese Analysegeräte den Fettanteil in Kürze ermitteln. Bei näherer Betrachtung zeigt sich jedoch, dass damit lediglich gemeint sein kann, dass die Anzeige der vermeintlich präzisen Messwerkzeuge »exakt« in 0,1-Prozent-Schritten aufleuchtet. Der Verein für Konsumenteninformation (VKI) hat hinter die Displays geschaut.[1] Und die Schlussfolgerung der österreichischen Verbraucherschützer zu den von ihnen überprüften zehn Erzeugnissen ist präzise: »Die meisten sind ungenau.«

Den Stromwiderstand messen

Die gängigste Messmethode für den Körperfettanteil ist die so genannte Bioelektrische Impedanz Analyse (BIA). Mittels Elektroden an Händen und Füßen wird ein schwacher, nicht spürbarer Wechselstrom übertragen. Der Fließwiderstand des Körpers lässt Rückschlüsse über den Fettanteil zu. Denn Körperfett leitet den Strom aufgrund seines geringeren Wassergehalts schlechter als Muskeln.

Geräte für den Hausgebrauch nutzen meist dasselbe Prinzip, messen aber üblicherweise nur an den Händen oder nur an den Füßen. Allerdings: Sowohl der schwankende Wasser-

Methoden der Ungenauigkeit

Wer abnimmt, möchte gerne sichergehen, dass die Gewichtsreduktion nicht womöglich zu Lasten seines Muskelanteils am Körper geht, anstatt dass Fett abgebaut wird: Doch wer bei kalorienreduzierter Kost aktiv bleibt oder aus einer Situation des Bewegungsmangels heraus aktiv wird, muss sich dieser Sorge mit hoher Wahrscheinlichkeit nicht aussetzen.

Je nach Methode andere Ergebnisse

Der tatsächliche Anteil an Körperfett kann mit gängigen wissenschaftlichen Ansätzen nicht 100-prozentig exakt festgestellt werden, lässt eine Meta-Studie vermuten.[2] Andere Arbeiten verweisen – etwa um bei Balletttänzerinnen einen möglicherweise zu geringen Körperfettanteil festzustellen – ohnehin gleich auf die Erhebung durch die »Hautfaltenmethode«[3].

Bei dieser kann an zehn kritischen Körperstellen wie Bauch, Oberarm, Schenkel, Hüften oder Rücken mit einer Fettzange, einem so genannten Kaliper, die Dicke von Speckfalten gemessen werden. Anschließend kann abhängig von Geschlecht und Alter mit einer komplizierten Rechenformel der prozentuale Anteil des Fettes am Gesamtgewicht annähernd bestimmt werden. Allerdings: Nur geschultes und erfahrenes Messpersonal kann mit dieser Technik aussagekräftige und verlässliche Werte ermitteln, rät die deutsche Zeitschrift »Öko-Test«.

Aufwändig und genau
Als eine der besten Methoden für möglichst genaue Bestimmungen des Körperfettanteils gelten so genannte »Tauchmessungen«, auch als »Abwaage unter Wasser« bekannt. Diese beruhen auf der physikalischen Tatsache, dass Muskeln im Vergleich zu Wasser schwerer sind, Fett hingegen leichter. Deshalb wird zunächst das Gewicht über Wasser gemessen, und dann folgt der aufwändigere Teil: die Unterwassermessung mit einer Spezialwaage bei möglichst vollständig entleerten Lungen. Die Differenz zwischen den beiden Kilogramm-Angaben wird ins Verhältnis zum Volumen des verdrängten Wassers gesetzt und ermöglicht so vergleichsweise präzise Angaben zum Körperfettanteil.

gehalt im Körper als auch Alkoholkonsum und Sport können die erzielten Ergebnisse verfälschen, ebenso die Menstruation. Bei sehr über- oder untergewichtigen Menschen ist diese Technik noch zusätzlich besonders fehleranfällig. Schwangere und Menschen mit Herzschrittmachern sollten laut Empfehlung von Experten ohnehin darauf verzichten.

Erstaunliche Schwankungen

Die VKI-Mitarbeiter haben im Rahmen ihrer zehntägigen Testreihe neun BIA-Geräte überprüft sowie eines, das auf Infrarottechnik setzt – und die schlechteste Gesamtnote er-

So machen Sie es richtig

Für Einzelmessungen sind handelsübliche Fettmessgeräte und -waagen zwar kaum geeignet, für Verlaufsmessungen, die eine Entwicklung zeigen sollen, können sie aber eingesetzt werden. Dabei sollten Sie allerdings folgende Punkte beachten, um die Qualität der Werte zu erhöhen:

- Messen Sie immer mit demselben Gerät.
- Messen Sie möglichst immer zur selben Tageszeit – idealerweise gleich nach dem Aufstehen.
- Messen Sie mit geleerter Blase und am besten im nüchternen Zustand (Blasen- und Magenfüllung können das Ergebnis beeinflussen).
- Berühren Sie während des Messens keine leitenden Metallgegenstände.
- Schweißtreibender Sport weniger als zwölf Stunden vor der Messung kann das Ergebnis beeinflussen.
- Exzessiver Alkoholkonsum am Vortag entwässert und kann so ebenfalls die Messwerte verändern.
- Bei Frauen können Schwankungen der Messwerte je nach Stadium des Menstruations-Zyklus auftreten.

hielt. Bei Messungen des Körperfettanteils derselben Person mit fünf verschiedenen Geräten an einem einzigen Tag wurde von den österreichischen Konsumentenschützern die erstaunliche Schwankungsbreite von 15 bis 30 Kilogramm Körperfett erzielt, ein Unterschied von »exakt« 100 Prozent. Noch etwas größer waren nur die preislichen Differenzen zwischen diesen fünf Geräten: Zum Testzeitpunkt kosteten sie zwischen 86 und 217 Euro.

Wenig Neues erbrachte ein aktuellerer Check von 16 verschiedenen BIA-Geräten durch die deutsche Zeitschrift »Öko-Test«. »Fast alle untersuchten Körperfettmessgeräte lieferten bei unserem Test falsche Ergebnisse. Nur drei Geräte haben mit ›gut‹ abgeschnitten«, lautet das Gesamturteil in dem deutschen Magazin.[4]

Tendenziell motiviert?

Einzelmessungen mit einem Produkt werden aufgrund der geringen Treffsicherheit von den österreichischen VKI-Experten als »völlig bedeutungslos« eingestuft. Einzig dokumentierte Verlaufsmessungen (regelmäßig und über einen längeren Zeitpunkt) werden mit den meisten Geräten richtig erkannt, gestehen die VKI-Mitarbeiter den Geräten zu: Wer wirklich eine Gewichtsreduktion anstrebe, erhalte dadurch »Motivation und Selbstkontrolle«.

Eine Messgröße allerdings fanden die Tester, die die überprüften Waagen zur Körperfettmessung wirklich »exakt« wiedergaben: das ganz normale Körpergewicht.

3 Nordic-Walking: jedermanns Gesundheitsturbo?

Richtig ausgeführt ist der Trendsport Nummer eins weder leicht noch »Training light«

Das Klick-Klack ist in den letzten Jahren vertraut geworden. Gleich ob in freier Natur oder auf der Prater-Hauptallee. Beim Anblick der Ursache des Geräusches kann einen aber immer noch ein ungläubiges Staunen überkommen. Denn was da eifrig dahersportelt, sind weder Mountainbiker mit Kettenschaden noch Investmentbanker mit genagelten Lackschuhen, sondern Nordic-Walker, in verschärfter Form auch Power-Walker genannt.

Wir staunen – und mit uns die Fitnessbranche: Dank dieser Modeerscheinung werfen sich Zeitgenossen in den Sportdress, die ihren Bewegungsapparat zuvor offensichtlich nur unter Androhung höchster Coachinghonorare außerhalb der Strecken zum Kiosk und ins Kino in Aktion versetzt haben. So weit, so gesundheitsfördernd.

1200 Prozent Umsatzzuwachs

Doch wie bei jeder Trendsportart ist auch bei dieser gesundes Misstrauen am Platz. Die Sportartikelindustrie hat sich den Boom quasi aus dem Nichts heraus selbst herbeipromotet – alleine Intersport Deutschland verzeichnete im ersten Halbjahr 2003 eine Steigerung um satte 1200 Prozent bei Walking-Schuhen, also eine Verzwölffachung der

Umsatzzahlen. Auch mit dem weiteren Equipment werden wohl stattliche Einnahmen erzielt, denn ein Paar Nordic-Walking-Stöcke etwa sind um 50 Euro, Sonderpreis, wohlfeil. Bei Herstellungskosten, die rund ein Fünftel des Endverbraucherpreises betragen.

Doch die Sportart ist ein Laborprodukt der Sportwissenschaft, dessen Umsetzung in der Realität auf den Landstraßen immer wieder scheitert. So wie die Herstellerangaben zum Treibstoffverbrauch von Autos in Wirklichkeit ebenso wenig erreicht werden. Die korrekte, gesundheitsfördernde Ausführung des Bewegungsablaufes und deren alltägliche, aber wirkungslose Version liegen bei Nordic-Walking nämlich so knapp beieinander, dass Hobbysportler ohne geschulte Körperwahrnehmung die Unterscheidung kaum treffen können – und wenn, nur nach guter und langer Einschulung.

Komplizierter Bewegungsablauf

Lassen Sie sich den Bewegungsablauf auf der Schuhzunge zergehen:

- Erstens soll sich beim elastischen Einsatz der bewusst in Übergröße gewählten Stöcke knapp vor dem Körper die Muskelspannung in Unter- und Oberarm erhöhen. Eine Art Vorspannung wird aufgebaut.
- Die soll sich im Folgenden jedoch nicht einfach auflösen. Sondern durch das bewusste Abdrücken des Vorderfußes beim Passieren der den Stock umfassenden Hand knapp

an der Körperseite soll der Körper noch eine Beschleunigung nach vorne erfahren.

- Damit man allerdings dabei nicht einfach umfällt, muss die Körperspannung im Winkel zwischen Oberarm- und Brustmuskulatur und dann weiters hinunter bis zur Hüftmuskulatur stetig beibehalten werden. Nur so kann die Kraftübertragung aus den aufgesetzten Stöcken auf den Körper erfolgen.

  Das Endergebnis hat mit normalem Spazierengehen nur noch wenig gemein. Deshalb gibt es auch etliche weit verbreitete Fehler beim Versuch, die Nordic-Walking-Technik korrekt umzusetzen:

- wie etwa beim Stockeinsatz seitlich auszuweichen.
- die Stöcke falsch einzusetzen oder gar hinten nachschleifen zu lassen.
- oder den Schwung aus dem Stockeinsatz nicht in richtigem Maß auf den Körper zu übertragen.

Wer einen derartigen Nordic-Walking-Fauxpas begeht, hat doppelt verloren: erstens den Trainingseffekt und zweitens sein Investment in die von der Industrie angepriesene Ausrüstung.

70 Prozent Fehlerquote

Die Realität sieht leider genau so aus: Den diffizilen Bewegungsablauf, bei dem laut Theorie über 70 Prozent aller Körpermuskeln eingesetzt werden sollten, können genau so viel Prozent der ausübenden Durchschnittssportler

Zwei Stöcke für ein Halleluja

- Während der Sportartikelmarkt sonst eher unter der Konjunkturflaute leidet, explodieren die Zahlen beim Nordic-Walking.
- 2,4 Millionen aktive Nordic-Walker in Europa bis zum Jahr 2006 schätzt die Branche auf der Sportartikelmesse ISPO im Juli 2004.
- 800 000 Aktive in Deutschland, rund 500 000 in Österreich, davon 100 000 sportlich aktiv.

580 Euro gibt der Kunde durchschnittlich für die Erstausstattung wie Pulsuhren, Stöcke und spezielle Schuhe aus, schätzt der führende Stockhersteller Exel.

Die finnische Firma Exel ist in Wirklichkeit ein großer Konzern, der sich auf die Herstellung von Rohren und Profilen spezialisiert hat – für alle Branchen wie Rüstungsindustrie, Luftfahrt, Sportartikel. Der Exel-Konzern war die treibende Kraft in der Promotion von Nordic-Walking. Vor drei Jahren war er der einzige Stockanbieter auf der Sportartikelmesse ISPO. Heuer waren dort bereits 40 Aussteller derartiger Produkte vertreten.

nicht einmal in Ansätzen in die Wirklichkeit umsetzen – dazu fehlt das notwendige Körpergefühl. Kein Wunder, wurde die für richtig ausgeführtes Nordic-Walking notwendige Technik doch ursprünglich für das Training hoch spezialisierter Spitzensportler konzipiert. – Die am Buchmarkt erhältlichen neuesten Ratgeber für Nordic-Walking legen deshalb sinnvollerweise bereits verstärkte Aufmerksamkeit auf die richtige Technik und die eigene Körperwahrnehmung als »Dreh- und Angelpunkt«.[1, 2]

Billige Ausrüstung?

Die Erzeuger von Sportprodukten haben natürlich dennoch kein Interesse aufzuklären, dass Schnellsiedekurse zu schlappen 300 Euro pro Wochenende zumeist wirkungslos verpuffen. Viele Teilnehmer gehen bereits fünf Minuten nach der Einschulung einfach spazieren. Nicht, dass dagegen viel einzuwenden wäre. Auch der gruppendynamische Effekt gemeinsamer Spaziergänge ist nicht zu verachten. Mit den Fitnessversprechen der Sportartikelindustrie hat er jedoch wenig zu tun. Ganz abgesehen davon, dass die von manchen Herstellern für Anfänger angebotene Ausrüstung unter Berücksichtigung aller empfohlenen Details doch etwas überzahlt erscheint: auf Fitnessmessen schon gesehen um nicht weniger als rund 580 Euro.

Studienresultate sind mit Vorsicht zu genießen

Auch manche scheinbar wissenschaftlichen Angaben zu den enormen positiven Effekten von Nordic-Walking sind mit Vorsicht zu genießen – zumal sich so gut wie alle derartigen Hinweise in Broschüren und im Internet auf eine einzige Arbeit des Coopers Instituts in Dallas, Texas, beziehen, die so gar nicht existiert. (Die Internetsuchmaschine »google« findet über 3400 verschiedene deutschsprachige Nordic-Walking-Sites, die auf diese Studie verweisen.) Das private Gesundheitszentrum hat vielmehr 2002 in einer kleinen Untersuchung (elf Männer und elf Frauen) Nordic-Walking mit normalem Walking verglichen und dabei errechnet, dass Männer um 21 Prozent und Frauen um ganze 17,4 Prozent mehr Kalorien verbrauchen.[3] Was nicht nur an den Stöcken, sondern auch an der höheren Gehgeschwindigkeit liegen könnte, wie das gleiche Institut elf Jahre zuvor in einer anderen Studie festgestellt hat.[4]

Eine Studie[5] der Universität Tübingen hat ebenfalls normales Walking mit Nordic- Walking verglichen. Dabei zeigte sich, dass nur in der Ebene nennenswerte Unterschiede beim Energieumsatz bestehen. Bei größeren Steigungen konnte durch Nordic-Walking kein bedeutsamer Energie-Mehraufwand festgestellt werden. Was den Trendsport in Österreichs touristischen Bergregionen doch ein wenig infrage stellt.

Nicht zuletzt verweisen auch noch einzelne Gesundheitsmediziner auf möglicherweise abträgliche Folgen von nicht korrekt ausgeführtem Nordic-Walking. Thomas Walser, Berater einiger Schweizer Gesundheitsmagazine, warnt etwa vor dem bei falscher Verwendung der Stöcke möglichen »permanenten Faustschluss«. Dieser bewirke auch eine stetige Kontraktion der Unterarmmuskeln und könne in der Folge Ellbogen- und Schulterbeschwerden hervorrufen.

4 Wettrüsten zum Fitness-Sieg?

Falsche Verwendung macht teure Trainingsgeräte meist nutzlos!

Die Sportindustrie war schon immer sehr kreativ, wenn es darum ging, die notwendigen Hilfsmittel zu den gerade aktuellsten Bedürfnissen der fitnesshungrigen Menschheit bereitzustellen – oder umgekehrt, sie durch die Bereitstellung erst hungrig zu machen. In den seltensten Fällen lassen sich ausreichend wissenschaftliche Beweise für die Wirksamkeit erbringen, was aber den Verkaufserfolgen keinen Abbruch tut. Dutzende Verkaufssendungen der TV-Privatsender belegen die Nachfrage, im Internet werden unzählige Stepper, Bauchroller, Spezialhanteln, Wunderschuhe angeboten – und offenbar gekauft.

Natürlich oder künstlich?

Da wäre zum einen die Kategorie »Warum natürlich, wenn's künstlich auch geht«. Darunter fallen alle Produkte, die eigentlich natürliche Bewegungsabläufe in Natur und täglichem Leben zum isolierten Trainingsprogramm destillieren wollen. Etwa Stepper: Kaum zu glauben, dass Menschen, die normalerweise, etwa im Büro, selbst ein einziges Stockwerk nur mit dem Aufzug bewältigen, plötzlich genau die Bewegung des Stiegensteigens aus Lust am Sport auf einem kleinen, schwer überzahlten Hocker oder gar einer Maschine regelmäßig ausführen? Bei Großgeräten, wie Ergometer oder Laufband, kann die Standardisierung der Trainingssituation – statt im Freien jedes Mal am gleichen Gerät – wohl zur besseren Kontrolle der Trainingseffekte dienen. Allerdings: Preis und (Dokumentations-)Aufwand steigen dabei für Hobby-Sportler oft in nicht akzeptable Höhen.

Eine andere Kategorie der Wundergeräte fällt unter »So wie sich der kleine Maxi das vorstellt«. Dann, wenn ergonomisch und sportphysiologisch nicht ausreichend durchdachte Geräte entwickelt und auch verkauft werden. Wie etwa so genannte »Bauchroller«, die Sportwissenschaftlern eher Bauchweh verursachen. Die durch dieses Gerät provozierte Trainingsübung – im Vierfüßlerstand sollten die Hände, ohne die Körperspannung zu verlieren, vorwärtsrollen und dadurch die Bauchmuskulatur gekräftigt werden – schädigte allerdings viel eher die bei den meisten ohnehin angeknackste Rückenpartie, da viele Untrainierte beim Vorrollen die Körperspannung nicht aufrechthalten konnten und ins Hohlkreuz fielen.[1]

Technik beeindruckt

Die dritte Kategorie heißt »Technik beeindruckt« und meint jene Geräte, die Laien wie Experten alleine durch ihre aufwändige Konstruktion überzeugt, etwa Dinge wie Elektrostimulationsgeräte zum Muskelaufbau. Was bei Spitzensportlern noch eine gewisse Berechtigung hat, ist allerdings für Hobbyathleten schlicht sinnlos.

Dazu zählen auch speziell konstruierte Unterdruckgeräte aus dem Wellnessbereich zur gezielten Fettverbrennung

So machen Sie es richtig[2]

- Es gibt eine Vielzahl von Kraftübungen, die ohne Verwendung von Hanteln, Krafttrainingsgeräten und Co ausgeführt werden können.
- Steigen Sie von der Nachahmung (Laufband, Fahrradergometer, Stepper) möglichst auf die originale Bewegungsform um: Laufen, Radfahren, Stiegensteigen.
- Auch High-Tech-Geräte setzen Naturgesetze zu Trainingsintensität und -dauer nicht außer Kraft. Dagegen sind einige billige und einfache Produkte wie etwa das »Theraband« (Dehnungsband für Übungen gegen Widerstand) durchaus praktikabel und sportphysiologisch zu empfehlen.

und Cellulite-Behandlung an diversen Körperstellen. Es gibt sie in verschiedensten Ausführungen (Hypoxitrainer, Vacunaut, Vacu-Move usw.), mit oder ohne eingeschlossenem Trainingsgerät (Laufband, Ergometer ...). Beim Training befindet sich der Körper mit bestimmten Teilen in einer Unterdruckumgebung. Die Hersteller erklären die Wirkung mit einer »spot reduction«, also dem lokalen Verbrennen von Fettzellen durch eine lokale Erhöhung der Durchblutung.

Allerdings, so wie dies grundsätzlich falsch ist, lassen auch scheinbare »Beweise« Zweifel aufkommen: Die mithilfe von Thermografie gemessene erhöhte Hautdurchblutung ist natürlich kein Anzeichen dafür, dass genau dort Fett verbrannt wird. Das dabei angewandte (bekannte) Prinzip des »Lower Body Negative Pressure« (LBNP)[3] stammt in Wirklichkeit aus der Raumfahrt, wo Astronauten gegen Muskelschwund in der Schwerelosigkeit unter Unterdruck Muskelaufbau unter Erdbedingungen versuchten.

5 Lieber langsam laufen?

Ohne zumindest mittlere Belastung kein »fatburning«!

Kurz nach der Erkenntnis in den beginnenden Neunzigern, dass Trainieren bis zur Bewusstlosigkeit für Breiten- und Gesundheitssportler nicht der Weisheit letzter Schluss sei, schlug das Pendel in die Gegenrichtung aus: Plötzlich schalteten Jogger, Radfahrer, Skater um zwei Gänge zurück und zuckelten nurmehr durch die Landschaft. Allerdings: Die Fettpölsterchen zuckelten ohne erkennbare Reaktion mit.

Der Hintergrund

Sportwissenschaftler hatten erkannt, dass je nach Belastungsintensität unterschiedliche Effekte bei der Energiebereitstellung im Körper eingeleitet werden. Ganz zu Beginn einer sportlichen Übungseinheit sowie später im oberen Bereich des maximalen Leistungsvolumens wird eher der Kohlenhydratstoffwechsel in Gang gesetzt, da die innere Energiebereitstellung aus den Fettreserven (aus Sauerstoffmangel) überlastet ist, im Extremfall (wenn auch dazu zu wenig Sauerstoff vorhanden ist) »anaerobes Training« genannt: Am Speckgürtel ändert sich gar nichts, obwohl subjektiv hart trainiert wird und schnell Ermüdung einsetzt. Daraus entstand im Umkehrschluss der Mythos, dass Fett umso mehr abgebaut wird, je niedriger die Belastung sei, die Legende vom »langsam laufen« entstand.

So machen Sie es richtig[1]

- Sport im aeroben Bereich hat dann keinen »fatburning«-Effekt, wenn eine gewisse Belastungsgrenze unterschritten wird.
- Sport an der maximalen Pulsgrenze im anaeroben Bereich verbraucht zwar viele Kalorien und macht müde, bringt aber nicht wesentlich mehr als bei mittlerer Belastungsintensität.
- Die Faustregeln gelten nur für gesunde Erwachsene und haben eine große Schwankungsbreite: »220 minus Alter« ergibt den statistisch errechenbaren Maximalpuls, bei 65 bis 85 Prozent davon liegt der optimale Fettverbrennungswert. Alternative Feststellung des Maximalpulses: durch Tests.

Die Wahrheit sieht anders aus[2]

Schlank wird, wer eine negative Kalorienbilanz aufweist, also mehr Kalorien verbrennt als zuführt. Und die absolute Anzahl der verbrauchten Kalorien steigt einfach mit der Trainingsintensität. Je näher ein Sportler also seiner persönlichen Leistungsgrenze kommt, umso mehr Kalorien verbrennt er auch.[3]

Die Warnung vor exzessivem Training hatte einen anderen Grund: Die Untersuchungen haben nämlich auch gezeigt, dass an dieser Leistungsgrenze das Verhältnis zwischen Fettstoffwechsel und Kalorienverbrauch insgesamt

Prinzip der Energiebereitstellung

Achtung:
keine Trainingsanleitung, da die angeführten Werte lediglich Durchschnittswerte sind, die individuell stark differieren können.

Aerober Bereich

Ruhe: bis 50 Prozent der maximalen Leistung, der Stoffwechsel verarbeitet Kohlenhydrate und Fette im Ausmaß ihrer Zufuhr, Reserven werden angelegt.

Aerobe Schwelle: ab ca. 50 Prozent der maximalen Leistung. Der Körper läuft wie geschmiert (Fettstoffwechsel greift verstärkt auf Reserven zurück), beginnender (noch aerober) Kohlenhydratabbau (aus Muskeln) für zusätzliche Energie. Hier sollten Gesundheitssportler den größten Trainingsteil absolvieren. Der aerobe Bereich endet durchschnittlich (!) etwa bei 75 Prozent der maximalen Pulsfrequenz.

Anaerober Bereich

beginnt mit der so genannten anaeroben Schwelle, ab ca. 75 Prozent der maximalen Leistung. Der Sauerstoff im Blut kann die zusätzlich benötigten Kohlenhydrate nicht mehr abbauen. Vermehrte Milchsäurebildung ist die Folge. Besser trainierte Sportler können die anaerobe Schwelle nach oben verschieben.

nicht mehr optimal ist: Für einen geringeren Mehrwert bezüglich Fettverbrennung müsste sich ein Sportler unverhältnismäßig mehr anstrengen.

Genau dieses Missverhältnis bringt nichts, konkretisieren nun die Sportwissenschaftler. Aus deren Erkenntnissen lassen sich für einen Hobbysportler folgende Schlüsse ableiten:

- Zur Steigerung des Wohlbefindens sollte man im »Plaudertempo« joggen, »laufen, ohne zu schnaufen« oder mit »Autobahnpuls« (der liegt für einen gesunden 40-Jährigen in der Regel bei 110 bis 130) unterwegs sein.[4]
- Am effizientesten (das meint nicht: am meisten!) verbrennen Sportler Körperfett, wenn bei der sportlichen Betätigung rund 70 bis 80 Prozent des Maximalpulses erreicht werden und Mindestschwellen beim Umfang (mindestens 30 Minuten) und Trainingshäufigkeit (zwei bis drei Einheiten/Woche) nicht unterschritten werden.
- Training zur Leistungssteigerung kann, je nach Leistungsniveau, schon bis 95 Prozent des Maximalpulses gehen.

Das Handikap aller Pulsempfehlungen ist in der Individualität der Sportler begründet: Alle diese Werte sind nur Durchschnittswerte, statistisch zwar richtig, jedoch um bis zu 30 (!) Schläge von der persönlich optimalen Herzfrequenz entfernt. Die persönlich optimale Belastungsherzfrequenz ist lediglich über Conconi- oder Laktatschwellentest (bei Bedarf kombiniert mit einem Belastungs-EKG) zu ermitteln. Sportwissenschaftler raten dringend dazu.

6 Carver: jeder ein Herminator?

Stark taillierte Ski machen Skifahren anstrengender – und gefährlicher

Es war der Wintersporttrend der letzten fünf Jahre: Carven. Gerade rechtzeitig, bevor die Wintersportbegeisterung, die der vorangegangene Snowboardboom ausgelöst hat, nachlassen konnte, wartete die Industrie mit einer verbesserten Version des alten Gerätes Alpinski auf. Die offizielle Marketingmessage: Mit einem Carvingski könne jedermann richtig geschnittene Schwünge in den Schnee zaubern. Die Message fürs Unterbewusste: So wird der Funfaktor des eben akzeptierten Snowboard-Lifestyles auch auf biederen zwei Brettern erlebbar.

Die Fitnesslüge kommt auf scharfen Kanten daher. Denn ob die Industrie ihre Versprechungen auch wirklich einlösen kann, scheint nach den Dutzenden sportwissenschaftlichen und medizinischen Untersuchungen, die annähernd gleichzeitig mit dem Beginn des Carvingbooms gemacht wurden, mehr als fraglich. Bei gerätgemäßer Verwendung stellt der Carvingski Durchschnittssportler nämlich vor Bewegungsabläufe, die nicht nur ein deutlich höheres Verletzungsrisiko aufweisen[1], sondern auch deutlich anstrengender sein dürften als jene mit einem konventionellen Alpinski. – Was dem Funfaktor diametral entgegensteht.

Gleiches Kurven-Prinzip

Warum: Das Prinzip des Kurvenfahrens auf der Kante ist an sich das Gleiche. Die Taillierung des Skis bestimmt den vom Material her »vorgegebenen« Radius – bei »alten« Alpinski zwischen 30 und 90 Meter. Dass mit herkömmlichem Gerät dennoch engere Kurven gefahren werden können, hat zwei Gründe – erstens: ein »Um-die-Kurve-Rutschen« und zweitens: Durch starken Druck auf die Skimitte biegt sich der Ski zusätzlich zur Taillierung durch – je länger der Ski, umso deutlicher übrigens. Das ergibt wiederum einen engeren Kurvenradius.

Stark taillierte Carvingski mit einem Kurvenradius bis unter zehn Meter nehmen beim simplen Aufkanten dem Läufer diesen Teil der Arbeit ab und vereinfachen so tatsächlich die Einleitung und Führung der Kurvenfahrt. Der Haken des neuen Prinzips im Vergleich zum herkömmlichen: Beim bislang gebräuchlichen Alpinski bedingte die für das schneidige Kurvenfahren notwendige starke Druckbelastung eine noch vergleichsweise aktivere Körperarbeit des Skifahrers mit einer relativ hohen Muskelvorspannung. So konnte auch den bei relativ engen Kurvenfahrten auftretenden Fliehkräften vergleichsweise gut standgehalten werden. Beim Carving können hohe Fliehkräfte jedoch unter Umständen auf einen eher passiven Skiläufer und relativ wenig vorgespannte Muskeln treffen.

Carving macht Skifahren wahrscheinlich unsicherer

Welche Folgen dieser Mechanismus im Detail hat, ist unter Experten noch umstritten. Sicherer ist das Skifahren dadurch jedenfalls nicht geworden. Wegen der schnelleren Richtungsänderungen gibt es beim Carving nämlich weniger Zeit für Korrekturbewegungen. Die hin und wieder konstatierte Zunahme von Kollisionen auf den Skipisten könnte auch darauf zurückzuführen sein.

Amerikanische Studien belegen jedenfalls im Zusammenhang mit Carving eine höhere Verletzungsrate.[2] Plus 40 Prozent sind es laut Statistiken des amerikanischen Departments für Orthopädie und Rehabilitation in Summe bei geübten Skifahrern. Nur auf Rupturen, also Risse, der vorderen Kreuzbänder bezogen, sind es sogar plus 90 Prozent. Und für Fußknöchelbrüche wurde für wenig geübte Fahrerinnen und Fahrer beim Gebrauch von Carvingski sogar eine Risikoerhöhung um nicht weniger als 160 Prozent festgestellt.[3]

Keine repräsentative Stichprobe

Europäische Carver-Befürworter sprechen dagegen von einer Stagnation der Verletzungen. Die dabei gerne zitierte Untersuchung der deutschen ARAG-Sportversicherung[4] ist allerdings mit Vorsicht zu genießen: Die Studienautoren hatten lediglich Daten aktiver Sportler des deutschen Sportverbandes (DSV) ausgewertet. – Es handelt sich also um eine Stichprobe aus zehn Prozent der deutschen Skifahrer, die deshalb – wie die Verfasser selbst zugeben – nicht unbedingt für alle Brettlartisten repräsentativ ist. Denn die Annahme liegt nahe, dass es sich bei DSV-Mitgliedern eher um trainierte Sportler handelt und nicht um »typische Durchschnitts-Skifahrer«.

Was aber auch die ARAG-Studie feststellt: Die Carvingtechnik hat zu einer Verschiebung der Verletzungspunkte geführt. So lag vor etwa zehn Jahren der Anteil der Verletzungen im Bereich von Kopf, Schulter/Oberarm und Rumpf bei rund 35 Prozent und jener der unteren Extremitäten bei rund 55 Prozent. Im Untersuchungszeitraum entfielen jedoch rund 50 Prozent der Verletzungen auf die obere Körperregion, auf die unteren Extremitäten nur noch 41 Prozent.

Wer kann schon richtig carven?

Die vorhandenen wissenschaftlichen Daten lassen zwei Schlussfolgerungen zu – die mit Sicherheit in keinem Tourismus-Werbeprospekt zu finden sind: Einerseits ist es möglich, dass Hobbysportler die technisch anspruchsvollere Carvingtechnik einfach ignorieren. Dann rutschen sie sozusagen wie bisher »um die Kurve«[5], mehr oder minder unterstützt durch die stärkere Taillierung des neuen Skimaterials.

Das würde auch die von manchen Experten vermutete Stagnation der Verletztenzahlen erklären. So betrachtet bringen allerdings auch teure Top-Carver wenig Vorteile. Denn ein konventioneller Ski rutscht ebenfalls leichter

So machen Sie es richtig

- Weil Carvingski besonders sensibel auf Fahrfehler reagieren, sollten untrainierte Sportler die bekannten Risikofaktoren beim Skifahren – Ermüdung, volle Pisten, überhöhte Geschwindigkeit – besonders penibel vermeiden oder reduzieren. Richtiges Carven macht Training notwendig.
- Snowboarden und Carven haben absolut nichts miteinander zu tun, weder vom Bewegungsablauf noch vom Fahrgefühl her. Ein Wechseln zwischen den Sportarten bedingt daher eine separate Ausbildung.
- Hohe Bindungsplatten gehören zur Rennsportausrüstung und sind nichts für Hobbyfahrer. Sie sind dafür gemacht, die Gefahr eines Abrutschens durch seitlichen Kontakt der Skischuhe mit dem Schnee in Kurvenschräglage zu vermindern. – Das ist für Normalfahrer nicht einmal ein Randproblem. – Im Gegenteil: Hohe Bindungsplatten sind in zahlreichen Untersuchungen als Hauptrisikofaktor für Verletzungen genannt worden.

um die Kurve, wenn er statt 190 Zentimetern nurmehr 150 lang ist.

Andererseits ist es aber auch möglich, dass Gelegenheitssportler – mehr oder minder freiwillig – die Kanten ihres Carvers doch voll einsetzen. Oder sie werden aufgrund des stärkeren Kantengriffs generell zum Schnellfahren verleitet. Die mögliche Folge ist, dass sie plötzlich ungewohnt starken Fliehkräften ausgesetzt sind, die aufgrund mangelnder Koordination und Kraft nicht mehr so leicht bewältigbar sind.[6]

Etwas polemisch könnte deshalb zusammenfassend formuliert werden: Eigentlich ist es ein Glück, wenn die meisten mit Carvingski nicht gerätgemäß umgehen können.

7 In null Komma nichts von null auf 42,2?

Falsch dosiertes Marathon-Training kann die Gesundheit gefährden

Der erste Versuch in dieser Sportart endete tödlich – zumindest der Legende nach. Doch das kann die Faszination des Marathons für Millionen Menschen weltweit nicht trüben. Rund 2500 Jahre nach dem ersten, angeblich von einem Siegesboten in voller Rüstung absolvierten Lauf quälen sie sich mit fast ebenso großem Ehrgeiz über die 42,195 Kilometer.

Marathon und Gesundheitswert

Über den Gesundheitswert gehen die Meinungen auseinander. Sportmediziner warnen vor allem Hobbyläufer vor allzu hohen Ambitionen auf der klassischen Distanz. Eine umfangreiche Studie unter Teilnehmern des Melbourne Marathons in Australien hat jedenfalls gezeigt, dass bereits bei der Vorbereitung für dieses Laufereignis bei 30 Prozent der Sportler Beschwerden des Bewegungsapparats aufgetreten sind.[1] Lauftraining provoziert offenbar ausreichend Verletzungen, zeigt eine kanadische Untersuchung unter 1680 Hobbyläufern (48 Prozent, innerhalb eines Jahres)[2] oder eine in den USA durchgeführte Studie unter rund 600 Freizeitläufern (52 Prozent der Männer und 49 Prozent der Frauen, innerhalb eines Jahres)[3].

So machen Sie es richtig

- Wer davon ausgeht, dass Marathonlaufen automatisch mit Fitnessförderung einhergeht, der missinterpretiert körperliche Warnsignale bei Überlastung leicht als »inneren Schweinehund«, den es zu überwinden gilt. Das Austesten persönlicher Leistungsgrenzen hat mit Fitness nichts zu tun.
- Das Minimum an Vorbereitungszeit für Hobbyläufer, um Schäden beim Wettkampf vorzubeugen, ist ein halbjähriges Vorbereitungstraining mit wöchentlichen Trainingszeiten zwischen fünf und zehn Stunden und 30 bis 80 Kilometer Laufleistung.
- Voraussetzung für die Adaptierung des Körpers an die Belastung sind regenerative Pausen im Lauf des Trainings. Eine ärztliche Untersuchung vor Trainingsbeginn wird angeraten.

Entgegen anderen Laufsportarten wie Sprint, wo muskuläre Verletzungen im Vordergrund stehen, sind es bei der extremen Distanz Überlastungssyndrome am Fuß, Knie und Unterschenkel.[4]

Die Verletzungsgefahr steigt insbesondere ab einem Trainingsumfang von bereits 32 Kilometern pro Woche, stellte die Orthopädische Universitätsklinik in Tübingen fest. Die Internet-Laufforen sind voller Einzelfallbeweise.

Zu hohe »Trainingsreize« oder eine allzu rasche Erhöhung des Trainingsumfangs, falscher Laufstil oder falsches

Schuhwerk sind häufig der Auslöser von sehr schmerzhaften Entzündungen der Knochenhaut an der Schienbein-Innenseite. Beim »Schienbeinkantensyndrom« sind die Muskelansätze überreizt.[5, 6]

Stressfrakturen, Ermüdungsbrüche

Nicht selten kommt es auch zu so genannten »Stressfrakturen« oder Ermüdungsbrüchen. Solche kleinen Knochenrisse können an Schien- und Wadenbein vorkommen, vor allem aber am Mittelfuß. Die ersten Anzeichen sind Schmerzen im vorderen Fußbereich, die schließlich so heftig werden, dass Laufen unmöglich wird.[7]

»Runner's Knee«

Spitzenreiter im negativen Sinne ist mit 30 bis 50 Prozent[8] aller bei Läufern zu beobachtenden Beschwerden das Knie, das »Runner's Knee«. Eine mögliche Ursache ist, dass die Füße sich beim Auftreten einwärts drehen, die so genannte »Pronation«. Diese gilt zudem als potenzieller Auslöser des ebenfalls nicht seltenen Iliotibialen Band-Syndroms (ITBS), bei dem an der Außenseite des Knies Schmerzen und Entzündungen auftreten können.[9, 10]

Knochenmarködeme

Ein Bericht[11] des Sozialmedizinischen Zentrum-Ost in Wien lässt sogar an Schäden der knöchernen Strukturen denken:

Jogger wissen, was ihrem Körper guttut?

»Vogel fliegt, Fisch schwimmt, Mensch läuft«, so lautet das bekannteste Zitat des tschechischen Langstreckenläufers Emil Zatopek (1922–2000), der weniger für sein sprachliches Talent als für seine drei Olympiasiege in Helsinki 1952 berühmt ist. Allerdings: Das Gespür für diese natürliche menschliche Veranlagung scheint verloren zu gehen: Der Bundesverband der deutschen »Gesundheitskasse« AOK hat 2003 von Wissenschaftlern der Sporthochschule Köln unter rund 320 Freizeitläufern zwischen elf und 85 Jahren eine Studie durchführen lassen, bei der auch Körperwahrnehmung und Laufmotivation der Testpersonen erhoben wurden.[12] »Freude an der Bewegung«, »Stressabbau«, »körperliche Fitness« und »besseres Wohlbefinden« waren die wesentlichen Motive der Läufer. Tatsächlich überfordert sich aber fast die Hälfte der Fitnesssportler körperlich, das zeigte die Erhebung.

Eine wichtige Ursache: Die Körperwahrnehmung beim Laufen sei bei den Freizeitathleten generell wenig ausgeprägt, so Henning Almer, Leiter des Instituts für Sportpsychologie der Kölner Sporthochschule. Wer jedoch Warnsignale wie etwa Seitenstechen, Pulsrasen oder beginnende Muskelkrämpfe nicht ausreichend wahrnehme, passe sein Laufverhalten seltener an und gefährde letztlich seine Gesundheit. Unter denen, die im Training ihren Körper übermäßig fordern, überwiegen laut der AOK-Studie Männer, Anfänger und Einzelläufer.

Mediziner berichten von Knochenmarködemen[13] (als so genannte »Stressreaktion« auf Überlastung) bei Hobbyläufern, die trotz Vorschäden weitertrainierten – eine mögliche Ursache für Arthrose. Sie können bereits nach einem einzigen Marathon auftreten, vermuten die Mediziner. Durchtrainierte Läufer scheinen hingegen bessere Kompensationsmechanismen zu haben, sagt wiederum eine andere Studie der TU-München.[14]

»Durchhalten« bis zum Umfallen?

Laufen, Langstreckentraining und Marathon sind also alles andere als grundsätzlich gesund. Ein besonderer Risikofaktor für »Übertraining« ist das Motiv, zumindest ein Mal die klassische Distanz »durchhalten« zu wollen. Das kann speziell dann auch zu schweren gesundheitlichen Beeinträchtigungen führen, wenn etwa Infektionskrankheiten eigentlich dringend eine Pause notwendig machen würden, das Trainingsprogramm für die Marathonteilnahme aber trotzdem beibehalten wird: »Insbesondere für untrainierte Personen oder Personen, die noch nicht lange im Training sind, besteht durchaus ein bestimmtes Risiko, bis hin zu ganz fatalen Folgen wie dem plötzlichen Herztod«, sagt etwa der Freiburger Sportmediziner Andreas Schmid. Er betreute eine Aktion des deutschen Fernsehsenders ARD, in der sieben Nichtsportler zu Marathonläufern ausgebildet werden sollten. Der Umfang des von ihm kontrollierten Aufbautrainings: ein ganzes Jahr.

8 Mit der Pulsuhr am Puls der Zeit?

Das Fitnesstraining nach Durchschnittswerten ist irreführend

Durchschnittswerte haben ihre Tücken: So richtig mollig warm müsste es jene Versuchsperson haben, die mit einem Fuß in einem Kübel Eiswasser und mit dem anderen in einem Kübel Kochwasser steht. Oder doch nicht?

Ähnliche Missverständnisse finden sich auch bei einer anderen Anwendungsform statistischer Durchschnittswerte, in Pulsuhren. Kaum eine Modesportart (von Aerobic bis Walking), für die so ein Messgerät nicht zur Grundausrüstung gezählt wird. Es misst die Herzfrequenz und gibt Warntöne bei Über- bzw. Unterschreitung eines errechneten Grenzwertes ab. Das Grundproblem, das die Sportartikelindustrie naturgemäß eher verschweigt: Die scheinbare Exaktheit der Pulsuhr lässt vergessen, dass sich alle ihre Richtwerte meist aufgrund einer einzigen Schätzung des so genannten »Maximalpulses« ergeben. Die älteste (nach Karvonen[1] aus dem Jahr 1957) Formel dazu lautet: 220 minus Alter. Oder: 208 minus (Alter mal 0,7), oder eine neuere aus dem Jahr 1992[2]: (220 minus Lebensalter) minus Ruhepuls = Arbeitspuls, Ruhepuls plus 80 des Arbeitspulses = obere Pulsfrequenz.

Der Schwachpunkt derartiger Empfehlungen ist die ausschließliche Abhängigkeit vom Alter. In Wirklichkeit hängt der Maximalpuls außer vom Alter auch noch von individuellen Voraussetzungen wie Trainingszustand, Ernährung, physiologischen Voraussetzungen ab[3] und kann durchaus zwischen zehn und 40 Schläge vom geschätzten Wert abweichen.[4]

Auch die darauf aufbauende Faustformel als Basis für den optimalen Fettverbrennungspuls (65 bis 85 Prozent der maximalen Herzfrequenz) ist für das Training mit Pulsuhr in der Praxis problematisch. Die beliebteste derzeit: Trainingspuls = Ruhepuls + (Maximalpuls – Ruhepuls) x Intensitätsfaktor (z. B. 0,6–0,7 für aerobes Training). Die sich dabei weiter öffnende Schwankungsbreite von zusätzlich über 30 Schlägen pro Minute wird selten als individueller Spielraum verstanden, sondern dank der Messgenauigkeit einer Pulsuhr[5] oft ständig bis zur oberen Grenze ausgereizt.

Nicht wenige Spitzensportler verzichten auf die scheinbare Exaktheit. Und manche Wissenschaftler trauen auch Hobbysportlern durchaus zu, auch ohne Messgeräte die richtige Trainingsintensität individuell zu spüren.[6] Erst 2002 verglichen Wissenschaftler der Uni-Wien bei 45 Freizeitsportlern das Verhältnis zwischen ihrem subjektiven Empfinden für Anstrengung mit den gemessenen Herzfrequenzen.[7] Die interessanten Detailergebnisse: Die subjektiv als »mäßig leicht« bis »etwas schwer« empfundene Anstrengung (Stufe elf bzw. 13 nach der so genannten PER-Skala), also jener Bereich, der vor allem für Anfänger als ideal zur Steigerung der Ausdauer (aerobes Training) eingeschätzt wird, fällt durchschnittlich bei Männern mit 73 Prozent der ma-

So machen Sie es richtig

- Verlassen Sie sich bei der Grundeinstellung des Maximalpulses der Pulsuhr nicht auf Tabellenwerte, sondern machen Sie unter fachlicher Kontrolle einen realen Belastungstest.
- Wer Pulsuhren verwendet, sollte Leistungsdaten zur Erfolgskontrolle penibel dokumentieren.
- Die optimalen Herzfrequenzen schwanken auch je nach Sportart: Radfahrer müssen von den empfohlenen Werten rund zehn bis 15 Prozent abziehen.

ximalen Herzfrequenz und Frauen mit 77 Prozent der maximalen Herzfrequenz ziemlich genau in jenen Bereich, der auch mittels Pulsmessung als idealer Trainingswert gelten würde (zwischen 65 und 85 Prozent).

Für besser trainierte Sportler wäre ein höherer Pulswert ideal. Kein Problem – auch ohne Pulsuhr: Die subjektive Einschätzung »schwer« (PER 15) ergibt nach der parallel erfolgten Messung ein Mittel von 83 bzw. 87 Prozent der maximalen Herzfrequenz.

Der wahre Kern der Fitnesslüge: Maximalpulsschätzungen schärfen zumindest das Problembewusstsein auch bei Hobbysportlern. Pulsuhren können außerdem dazu eingesetzt werden, Anfängern ein Warnsignal vor beginnender Überlastung zu geben. Auch wenn gerade Anfänger mit der Bedienung einer durchschnittlichen Pulsuhr wohl oft überfordert sind, wie auch die Zeitschrift »Konsument« bei einem Test im Jahr 2001 beklagte.[8] Ein weiterer Vorteil wäre, den Verlauf einer Leistungssteigerung dokumentieren zu können. Das heißt: Weniger die absoluten Werte stehen im Vordergrund (die sind individuell zu verschieden) als die Veränderung im Lauf der Zeit. Dazu allerdings wäre eine penible Dokumentation vonnöten, etwas, was Hobbysportler meist sträflich vernachlässigen.[9]

9 Mit Yoga entspannt zur Fitness?

Die Grenze zur Kurpfuscherei ist schmal, das Verletzungsrisiko breit gefächert

Werden die boomenden asiatischen, teils esoterisch angehauchten Bewegungslehren auf westliche Trainingsgepflogenheiten und körperliche Grundvoraussetzungen übertragen, kommt es zu teils problematischen Anpassungsreaktionen. Die Folgen, warnt die deutsche »Ärztezeitung«: orthopädische Probleme statt innerer Ruhe. Viele Yogalehrer sind sportmedizinisch nur schlecht ausgebildet, schockt etwa ausgerechnet »British Wheel of Yoga«, der größte Yogaverband aus dem Mutterland des europäischen Yogabooms, England, mit einer Untersuchung[1] die Szene.

Ungenügend qualifizierte Yogalehrer

Auch in Österreich beklagt ein erst 2004 gegründeter nationaler Yogaverband[2]: »Auch finden sich immer wieder Yogakurse mit nur ungenügend qualifizierten Yogalehrern (Ausbildung im Schnellverfahren)«. Empfohlen wird grundsätzlich eine Ausbildung von vier Jahren. Allerdings: Die Fitnessindustrie, die zunehmend auch an der Faszination für fernöstliche (Kampf-)Sportarten teilnehmen will[3], hat kein Interesse an einer allzu kritischen Analyse.[4]

Auch Qualität und Quantität der sportmedizinischen Untersuchungen hinken den Heilsversprechen der diversen Kursanbieter weit hinterher. Eines scheint aber klar: Yoga –

Die häufigsten Yogaformen

- Hatha Yoga
  Körperorientierte Praktiken: Körperstellungen (ruhig gehaltene Asanas), Atemübungen (Prayanas), Tiefenentspannungstechniken.
- Kundalini Yoga
  ist der Yoga der Energie. Er beschreibt den Astralkörper mit seinen Chakras (Energiezentren) und Nadis (Energiekanälen).
- Raja Yoga
  umfasst die Techniken des mentalen Trainings und der Meditation.
- Jnana Yoga
  ist der Yoga des Wissens. Er ist der philosophische Teil des Yoga.
- Bhakti Yoga
  ist der Yoga der Hingabe und Liebe zu Gott.
- Karma Yoga
  ist der Yoga der Tat. Umfasst Techniken, Entscheidungen richtig zu treffen und jeden Teil des Lebens zu spiritualisieren.
- Power Yoga
  Erfindung der Fitnessindustrie, dynamisch ausgeführte Asanas.
- Yogilates
  Mischung aus Pilates und Yoga.

ein Sammelbegriff für ganz unterschiedliche Übungstheorien, die Fans grundsätzlich nicht unter den Begriff Sport einreihen würden – darf (mit Ausnahme der rein meditativ-spirituellen Formen) bewegungstheoretisch nicht unterschätzt werden. In Italien stellte eine Untersuchung 1989 fest[5], dass durch Yoga der LDH-Spiegel im Muskel (ein wichtiges Enzym für die Energiebereitstellung) ähnlich gesteigert werden kann wie durch Ausdauertraining.

Yoga gegen Joggen?

Eine britische Untersuchung aus dem Jahr 1995 wiederum verglich Hatha-Yoga mit Laufbandtraining.[6] Sowohl bei der Herzfrequenz als auch beim Blutdruck und dem subjektiven Anstrengungsempfinden innerhalb einer fixen Übungsdauer waren die Werte für die Yogaübungen (je 40 Sekunden, zehn Sekunden, Wechsel) signifikant höher als jene beim Joggen – und das bei einer niedrigeren Sauerstoffaufnahme.

Die deutsche AOK (Krankenkasse) warnt demnach bei Bluthochdruck vor Übungen, bei denen der Kopf tiefer liegt als der Körper, und vor Atemreduktionstechniken bei Stoffwechselstörungen.

Orthopädische Bedenken

Dazu kommen orthopädische Bedenken – vor allem durch falsch durchgeführte Übungen. Die häufigsten Probleme dürften demnach Verstauchungen und Überdehnungen,

So machen Sie es richtig

- Anfängeryoga braucht Pausen, um die ungewohnten Haltungen zu verdauen. Man suche das Weite, wenn sich der Lehrer während der Pausen die Finger manikürt.
- Der Körper ist kein Gegner in einem Ringkampf, gegen den es anzukämpfen gilt. Erwartungen nicht zu hoch ansetzen.
- Alle Asanas (Körperübungen), auch die am schwersten fallen, sollten mit der Zeit zur Meditation werden. Mit Hilfsmitteln üben. Schnellsiedekurse funktionieren nicht.

vor allem am Hals, an Schultern, Wirbelsäule, Knien sowie an Hand- und anderen Gelenken sein, berichtet etwa BBC online.

Kopfstände ohne kräftige Rücken- und Nackenmuskulatur führen zu Überlastung der Halswirbelsäule, die so genannte »Hundestellung« ohne ausgebildete Armmuskulatur führt zu Überdehnung der Ellenbogengelenke.

Entschärfte Yoga-Varianten

Einzelne Autoren[7] bieten »entschärfte« Yogavarianten für europäische Yogiaspiranten an. Auch Anna Trökes, Autorin und Sprecherin des deutschen Yogaverbands, rät für die therapeutische Praxis zu sanfteren Formen des Yoga[8]: »Power Yoga würde ich bei Rückenproblemen nicht empfehlen, dort gibt es viele Sprünge, die der Wirbelsäule schaden können.«

So weist eine neue Diplomarbeit an der Uni Potsdam zwar positive psychologische Auswirkungen des Yoga (analog zum autogenen Training) nach. Allerdings: Knapp über 40 Prozent der Probanden (36 von 84) brach die Studienteilnahme ab. Fast 20 Prozent gaben eine »Chronifizierung« körperlicher Beschwerden an.[9]

EINFACH – ABER NUTZLOS

Methoden und Mythen rund um den Schlankheitswahn

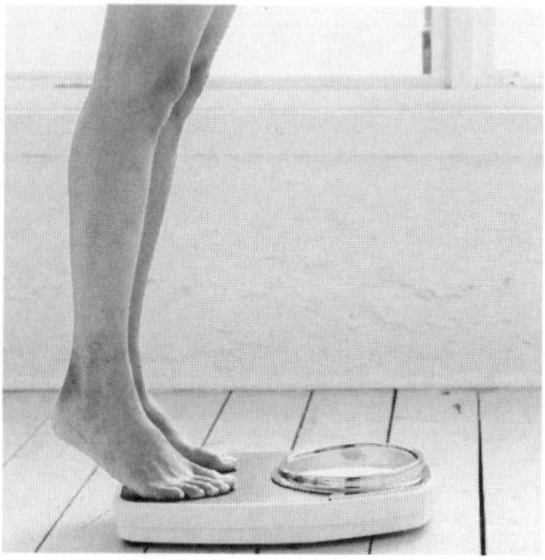

Eine besondere Form des Fitnessstrebens ist das Bemühen abzunehmen. Einem Schönheitsideal zu entsprechen dürfte wohl für die meisten die Hauptantriebsfeder sein, sich in Fitnessstudios zu quälen oder durch Kalorientabellen zu ackern. Die Hersteller vermeintlicher Abnehmprodukte machen sich den Wirkungsglauben der Menschen perfekt zunutze: Je simpler die behaupteten Zusammenhänge zwischen Methode und Wirkung, umso rascher lassen sich Konsumenten auf dubiose Diäten ein oder von physiologisch unmöglichen Wirkungsversprechen verführen.

Im folgenden Kapitel beleuchten wir die am weitesten verbreiteten Irrlehren über die Möglichkeiten, durch Produkte der Fitnessindustrie überflüssige Kilos loszuwerden.

Wiederum gilt: Nicht der Kampf gegen überflüssiges Körperfett an sich soll hinterfragt werden. Auch wenn manche krankhafte Vorstellung über die Ideallinie selbst den Tricks der Werbung entspringen könnte und durchaus der einen oder anderen Korrektur bedürfte.

Vielmehr geht es darum, hartnäckig im Bewusstsein verankerte Mythen zu entlarven, damit sich Hersteller und Dienstleister in dieser Branche nicht mit allzu oberflächlichen Klischees aus ihrer Verantwortung stehlen können.

Wer abnehmen will, soll es aufgrund klarer Vorstellungen über Wirkungsweisen, Chancen und Risiken tun. Möglicherweise wird der eine mehr Variable in Kauf nehmen als der andere. Stimmt die Informationslage dahinter, haben beide Verhaltensweisen ihre Berechtigung. Kritisch wird es dann, wenn Wirkungsversprechen der Fitnessindustrie auf gutgläubige, aber uninformierte Konsumenten treffen. Diese sind dann den jeweiligen Moden und ihren wechselnden Strömungen ausgeliefert. Ein sehr unbefriedigender Regelkreis, der langfristig eher Ohnmachtsgefühle und Stress auslöst und gekoppelt mit einem eventuell wirkungslosen Verfahren doppelt an einer Verschlechterung der Situation Schuld hat: zunehmen statt abnehmen.

Wir versuchen daher darzustellen, welche Methoden rund um den Schlankheitswahn welche Grundlagen haben – einen wahren Kern hat beinahe jede Fitnesslüge. Mit diesem Wissen kann dann aus einer Vielzahl von Varianten gewählt werden. Was – nur nebenbei – vielen Herstellern und Schlankheitspropheten ja ein Dorn im Auge ist.

10 Mit Schlankheitsmitteln mühelos zur Modelfigur?

Nur gesunde Ernährung und Bewegung sichert langfristige Gewichtsreduktion!

Es sind fantasievolle und kreative Produktnamen, die sich die Hersteller da ausdenken: »TurboLine-Schlankpillen« etwa oder gleich in aller Unbescheidenheit »Speck-Killer-Kapseln«.
Aber sie versprechen alle das Gleiche: rasche und mühelose Gewichtsabnahme durch Schlankheitsmittel. Wer dann sogar »so viele Fettstopp-Faktoren« anpreisen kann, »dass selbst ein Elefant abnehmen würde«, kann auch locker Gewichtsreduktionen von nicht weniger als »2,5 Kilo nach 3 Tagen, 9 Kilo nach 2 Wochen, 14 Kilo nach 3 Wochen«[1] in Aussicht stellen.

Das Ideal unserer Zeit heißt Schlankheit, und einer Erhebung der Wiener Arbeiterkammer (AK) zufolge glauben mehr als die Hälfte der Österreicherinnen und Österreicher diesem Wunschbild nicht zu entsprechen und sind mit ihrem Gewicht unzufrieden. Deshalb, so die AK-Experten, fänden sich für Produkte, die eine schnelle Gewichtsreduktion ohne Mühe verheißen, auch »immer wieder genügend Abnehmer«, obwohl bei deren Vermarktung »immer wieder die gleichen Märchen erzählt werden«. In Deutschland werden laut dem »Schlankheitsmittelvergleich 2004« der deutschen Gesellschaft für Ernährungsmedizin und Diätetik pro

Jahr sogar nicht weniger als 170,4 Millionen Euro für derartige Produkte ausgegeben.

Doch so viel gleich vorweg: Laut Einschätzung von allen Experten können Gewichtsprobleme langfristig nur dadurch gelöst werden, dass weniger Nahrungsenergie aufgenommen und mehr körperliche Aktivität betrieben wird.

»Wahrscheinlich gibt es niemals ein nebenwirkungsfreies, preiswertes Schlankheitsmittel, das das Übergewichtsproblem ohne Reduktionskost und Bewegungstherapie löst«[2], meint etwa Sven-David Müller, der Geschäftsführer und Sprecher der deutschen Gesellschaft für Ernährungsmedizin und Diätetik.

Keine Wirk-Nachweise

Die Wiener Arbeiterkammer (AK) hat im Jahr 2003 elf im Versandhandel erhältliche Schlankheitspräparate ernährungswissenschaftlich bewertet – vom »Bio-Fettblocker« über »Joghurt Bifidus L48 Schlank-Kautabletten« und die »Strobby Fettweg-Pille« bis zu »Kohlsuppen-Schlank-Kapseln« und »Citrus Bioflavonoid – die Schlanksensation«. Ergebnis: »Kein einziges der Präparate bewirkt einen Gewichtsverlust – schon gar nicht, wenn man weiter isst wie bisher.« Dafür wurde festgestellt, dass in zwei Produkten sogar das gesundheitlich bedenkliche Chrompikolinat enthalten war, das im Verdacht steht, Krebs zu erzeugen.

Auch die deutsche Gesellschaft für Ernährungsmedizin

Kategorien von Schlankheitsmitteln[3]

- **Appetithemmer auf chemischer Basis** beeinflussen den Stoffwechsel im Gehirn und somit die Appetit- und Sättigungsregulation oder wirken sich auf die Fettverdauung aus. Nach dem Absetzen droht der frustrierende Jo-Jo-Effekt – das eventuell abgenommene Gewicht kann also rasch wieder zugelegt oder sogar vermehrt werden.
- **Entwässerungsmittel** können harntreibende Bestandteile enthalten und in den ersten Tagen eine Gewichtsreduktion durch Wasserverlust bewirken. Entwässern ist jedoch kein sinnvoller Weg, um dauerhaft abzunehmen. Zu große Wasserverluste können negative Folgen für die Gesundheit haben.
- **Trink- oder Formuladiäten** sind Pulver, die mit Wasser oder Milch angerührt werden und einen konstanten Energie- und Nährstoffgehalt aufweisen. Ihr Geschmack ist nicht jedermanns Sache, und die Hamburger Verbraucherzentrale empfiehlt ihre Anwendung nur »bei sehr starkem Übergewicht und unter ärztlicher Kontrolle als ›Starthilfe‹[4] für eine langfristige Gewichtsreduktion«.
- **Chitosan** enthält Poliglusam, einen Abkömmling des Chitins aus dem Panzer von Meerestieren, das als Abfall in der Lebensmittelindustrie anfällt. Selbst unverdaulich, soll diese Substanz mit der Nahrung zugeführtes Fett und verwandte Stoffe binden und dafür sorgen, dass mit dem Stuhl auch mehr Fett unverdaut wieder ausgeschieden wird. Allerdings entbehrt dieses Wirkprinzip

laut der Zeitschrift »Öko-Test« »jeglicher wissenschaftlicher Grundlage«.

- **Ballaststoffe und Quellmittel** bestehen aus pflanzlichen oder tierischen Produkten, die im Magen aufquellen und so ein Sättigungsgefühl erzeugen sollen. Das Essverhalten wird jedoch durch die Einnahme nicht verändert, und langfristige Erfolge sind daher unwahrscheinlich. Viel trinken ist hingegen ein Muss, um Verstopfungen und sogar Darmverschlüssen vorzubeugen.
- **Pflanzliche Mittel** umfassen Enzyme-, Kräuter-, Mineral- und Vitaminpräparate, Tees, Algen und andere Produkte. Die Hersteller behaupten häufig phänomenale Wirkungen – und bleiben ebenso häufig den wissenschaftlichen Nachweis dafür schuldig.

und Diätetik kommt in ihrem »Schlankheitsmittelvergleich 2004« zum Schluss, dass die meisten Präparate »viel zu teuer, wirkungslos oder voller Nebenwirkungen sind«.

Die deutsche Zeitschrift »Öko-Test« hat 2004 nicht weniger als 34 Schlankheitsmittel überprüft, das Gros mit »ungenügend« bewertet bzw. nur ein Produkt mit »befriedigend«.[5]

Wirkungslos oder gesundheitsgefährdend

Dennoch werden immer wieder neue vorgebliche Schlankmacher-Wirkstoffe aus dem Hut gezaubert, um damit den

So bleibt Ihr Geldbeutel fett

Mehrere Werbeaussagen weisen nach Angaben der Verbraucherzentrale Schleswig-Holstein[6] und des österreichischen Vereins für Konsumenteninformation[7] wahrscheinlich darauf hin, dass es sich bei einem vorgeblichen »Schlankmacher« um eines der vielen überflüssigen »Wundermittel« handelt. Sie verschlanken meist nur schnell Ihre Börse, nicht Ihre Linie.

- Erfahrungsberichte und Dankesschreiben Betroffener
- Vorher-Nachher-Fotos
- Erfolgsgarantie und/oder Geld-zurück-Garantie
- als Problemlöser empfohlen
- angebliche Ärzte, Apotheker, Wissenschaftler bewerben das Produkt
- keine vollständige Anschrift
- Bestellung nur über Telefon oder eine Postfachadresse möglich
- es darf alles gegessen werden
- die Werbung ist gesundheitsbezogen
- unrealistische Gewichtsabnahme – etwa zwölf Kilo in drei Wochen

großen Markt für Abnehmprodukte zu beackern. Die Hamburger Verbraucherzentrale beurteilt im Internet den Markt der Schlankheitsmittel denn auch schlicht als »unüberschaubar« und merkt an: »Jeden Tag werden neue Wundermittel über Zeitschriftenannoncen, Internet und sogar in der Apotheke angeboten. Der größte Teil der angebotenen Produkte ist bestenfalls wirkungslos, im schlimmsten Fall gesundheitsgefährdend«.[8]

11 Mit »GLYX« ins Ernährungsglück?

Der »glykämische Index« ist als wissenschaftliche Einheit weder neu noch praxistauglich

Der »glykämische Index« ist der neue Maßstab für gesunde Ernährung, demzufolge bislang als gesund geltende Lebensmittel wie Karotten, Kartoffeln und Cornflakes ab sofort als Dickmacher zu betrachten sind.
So lautet einer der neuesten Ernährungstrends, den Menschen, die auf ihre Fitness und eine schlanke Linie achten, angeblich berücksichtigen sollten.
Bei näherer Betrachtung ist eine Orientierung der Ernährung am so genannten glykämischen Index (GI) jedoch weder neu noch allgemein empfehlenswert und schon gar nicht praxistauglich.

Der GI – von seinen Anhängern auch »Glyx« genannt – eines Lebensmittels gibt an, wie rasch dessen Kohlenhydrate nach dem Verzehr den Blutzuckerspiegel beeinflussen, also den Anteil des so genannten »einfachen Zuckers«, Glukose, im Blut. Je rascher, desto höher der GI.

Laut einer Stellungnahme der Deutschen Gesellschaft für Ernährung (DGE) wurde allerdings bereits 1973 wissenschaftlich beschrieben, dass sich Lebensmittel in ihrer Wirkung auf den Blutzuckerspiegel unterscheiden.[1] 1981 hat eine US-amerikanische Forschergruppe dann den Begriff des glykämischen Index (GI) als standardisierte Maßzahl eingeführt (siehe auch Kasten auf Seite 72). So neu ist das Glyx-Konzept also nicht.

Der wahre Kern der Fitnesslüge stammt aus der Bedeutung des GI für Diabetiker. Dreht sich bei ihnen doch alles um den schwankenden Glukoseanteil im Blut und die (eben fehlende oder gestörte) hormonelle Insulinausschüttung zu dessen Regulierung.

»Unglyx«-Gefühle durch hohen GI?

So weit, so einleuchtend. Glyx-Diäten werden derzeit aber auch als eine der am weitesten verbreiteten Ernährungsempfehlungen für die gesunde Allgemeinheit gehandelt. Sie verheißen nichts weniger als »Abnehmen, ohne zu hungern« oder sogar »Fit und schlank für immer«.

Die scheinbar logische Annahme: Lebensmittel mit einem hohen glykämischen Index führten zu einem relativen Überangebot an Zucker und Insulin im Blut. Die Folge sei, dass der Blutzucker durch das in vergleichsweise großen Mengen vorhandene Insulin auch rasch wieder abgebaut werde und somit »in den Keller« wandere. Dies bewirke wiederum ein weniger lang andauerndes Sättigungsgefühl, könne sogar Heißhungerattacken auslösen und langfristig auch typische Zivilisationskrankheiten fördern.

»Gut« sind auf Basis dieser These Lebensmittel mit einem niedrigen GI – wie etwa Linsen –, die dann vorgeblich auch länger sättigen sollten. Wie nunmehr unschwer zu erraten: Die oben erwähnten Kartoffeln, Cornflakes und Karotten haben einen relativ hohen GI. Wer »Glyx-Gefühle« anstrebt, sollte sie also meiden wie der Teufel das Weihwasser.

So machen Sie es richtig

Der GI ist eine wissenschaftliche, standardisierte Messgröße und ergibt sich aus der Wirkung von exakt 50 Gramm verwertbaren Kohlenhydraten aus einem bestimmten Lebensmittel auf den Blutzuckerspiegel. Er kann auch von Ernährungswissenschaftlern nicht mit absoluter Genauigkeit bestimmt werden, und seine Berechnung ist im Detail sehr aufwändig. Trotz aller Anstrengungen gibt der GI dann aber letztlich nur Auskunft über die Qualität der Kohlenhydrate in einem bestimmten Lebensmittel.

Für den Esser und seinen Blutzuckerspiegel ist »im wirklichen Leben« aber auch von Bedeutung, wie viel von den jeweiligen Kohlenhydraten üblicherweise verzehrt werden. Deshalb wird es jetzt für Glyx-Anhänger noch schwieriger. Denn streng genommen muss vor allem auch die so genannte »glykämische Last« (GL) berücksichtigt werden, die davon abhängt, wie viele Gramm verwertbare Kohlenhydrate in einer typischen »Standard-Portion« eines Lebensmittels enthalten sind.

So hat etwa Wassermelone mit 72 ± 13 sogar einen höheren GI als Weißbrot mit 70 ± 0. Die glykämische Last einer 30-Gramm-Standard-Portion Weißbrot ist hingegen zweieinhalbmal so hoch wie jene einer 120-Gramm-Standard-Portion Wassermelone. Erstere beträgt zehn und Letztere nur vier. Denn in einer Schnitte Weizenbrot sind 14 Gramm verwertbare Kohlenhydrate enthalten, in einer Portion Wassermelone nur sechs Gramm.

> Die GL wird beispielsweise für Weißbrot wie folgt errechnet: Eine übliche Portion Weißbrot, also eine Scheibe, wiegt etwa 30 Gramm. In diesen 30 Gramm Brot sind 14 Gramm verwertbare Kohlenhydrate enthalten. Diese 14 Gramm mal dem GI für Weißbrot von 70 ergibt 980, dividiert durch 100 ergibt eine GL von 9,8 oder aufgerundet zehn.

Kein Hinweis in 16 Studien

Allein die Wissenschaft gibt offenbar keinerlei Anlass, dieser Vorgabe zu entsprechen. In 15 Studien habe es zwar Hinweise darauf gegeben, »dass eine Kost mit niedrigem GI die Sättigung fördert bzw. das Hungergefühl vermindert«, so die Experten von der Deutschen Gesellschaft für Ernährung (DGE). Allerdings: »In 16 anderen Studien wurde dies nicht beobachtet.« Sportlich gesprochen ein relativ ausgeglichenes Match, in dem sich knapp, aber doch das Anti-Glyx-Team durchgesetzt hat – Revanche demnächst in Ihrer ernährungswissenschaftlichen Fachzeitschrift. Die DGE gibt dazu folgendes Urteil ab: »Bei diesen Diäten werden ernährungswissenschaftliche Tatsachen mit falschen und unbewiesenen Behauptungen vermischt.«[2]

Keine exakten Werte

Zudem ist die Berechnung der Indizes in der Praxis alles andere als unkompliziert. Zunächst wird die Maßzahl davon beeinflusst, wie das Lebensmittel verarbeitet ist, also beispielsweise, ob es sich um Kartoffelbrei oder ganze Kartoffeln handelt, und auch die Sorte und der Reifegrad scheinen einen Einfluss zu haben.

Die Zusammensetzung verschiedener Speisen macht das Ganze noch komplizierter – denn wer isst zu Mittag schon ausschließlich Kartoffelpüree? Außerdem spielt eine Rolle, welche Nahrungsmittel kombiniert werden – also kohlenhydrathaltige Lebensmittel alleine, oder gemeinsam mit fett- oder eiweißhaltigen. Damit nicht genug, variiert der GI ein und desselben Lebensmittels von Mensch zu Mensch und bei ein und derselben Person von Tag zu Tag.

Eine Kalorie ist eine Kalorie

Kein Wunder, dass es da sogar Experten mit exakten Angaben schwer haben. Beispiel gekochte Kartoffel: Für den GI gibt es Werte zwischen 56 und 101 – was methodische Mängel bei der Bestimmung vermuten lässt. Die aktuelle Datenlage lässt sich der DGE zufolge denn auch dahin gehend zusammenfassen, »dass Lebensmittel mit niedrigem GI unter isokalorischen Bedingungen die gleiche Wirkung auf das Körpergewicht ausüben wie Lebensmittel mit hohem GI«. – Das heißt, dass der GI eines Lebensmittels im Gegensatz zu dessen Kaloriengehalt in Bezug auf das Körpergewicht ohne jede Bedeutung ist. Oder kurz und bündig: »Eine Kalorie ist eine Kalorie.«

12 13 Schwere Diäten – leichtes Gewicht?

Zeitlich begrenzte Radikalkuren haben kaum Aussicht auf dauerhaften Erfolg

Eigentlich paradox: Immer mehr Menschen kaufen und lesen Diätratgeber, aber gleichzeitig nimmt auch die Zahl der Übergewichtigen zu. Es scheint fast, als würde das Lesen von Diätratgebern Übergewicht fördern.
Scherz beiseite: Viele Diäten setzen auf eine radikale Verringerung der Kalorienzufuhr, wodurch tatsächlich in der Anfangsphase merklich Gewicht reduziert wird. Allerdings geht in den ersten Tagen vor allem Wasser verloren.

Bei einer zu radikalen Kalorieneinschränkung baut der Körper nämlich seine Kohlenhydrat-Reserven ab. Und diese sind als Glykogen, einer Form des einfachen Zuckers Glukose, vor allem in der Leber »gespeichert«. An jedes Gramm Glykogen sind aber auch mehrere Gramm Wasser gebunden, die dann frei – ausgeschieden – werden.

Nach Wasserverlust Gefahr von Muskelabbau

Kurzfristige Radikalkuren haben aber noch einen zweiten gravierenden Nachteil: Ist die Kalorien- und Kohlenhydratzufuhr zu gering, baut der Körper Muskeleiweiß ab. Dadurch sorgt unser Stoffwechsel dafür, dass der Blutzuckerspiegel, also der Anteil an Glukose im Blut, »auf Umwegen« konstant gehalten werden kann.

So machen Sie es richtig[1]

- Es wird maximal zu einem halben bis einem Kilo Gewichtsabnahme pro Woche geraten.
- Pro Tag sollen mindestens 1200 Kilokalorien Energie aufgenommen werden.
- Das Lebensmittelangebot ist abwechslungsreich, es gibt keine strikten Verbote.
- Das Programm zielt auf eine dauerhafte Umstellung der Ernährungsgewohnheiten und nicht auf eine zeitlich begrenzte Kasteiung ab.
- Gesteigerte körperliche Aktivität ist ein Eckpfeiler des Programms.
- Der Ratgeber enthält Tipps zur Verhaltensänderung.
- Nahrungsergänzungsmittel sind nicht zwingend notwendig.
- Das Programm ist im (Arbeits)-Alltag praktikabel.

Als Folge dieses Vorgangs nimmt das aktive Muskelgewebe ab. Damit sinkt aber auch der so genannte Grundumsatz, das ist jene Menge an Energie – gemessen in Kalorien oder Joule – die wir auch dann verbrauchen, wenn wir uns nicht bewegen. Muskelgewebe ist nämlich stets »stoffwechselaktiver« als Fettgewebe.

Dieser Prozess hat schließlich jenes bekannte Phänomen zur Folge, das hauptsächlich dafür sorgt, dass kurzfristige Radikaldiäten keine langfristigen Gewichtsreduktionen, ja

13 Diäten – Beispiele für unsinnige Programme[2]

Blutgruppendiät

Basierend auf einer abstrusen Erklärung der Evolution der Blutgruppen, die im krassen Gegensatz zur gängigen Ansicht unter Experten steht, werden Ratschläge zur Lebensmittelauswahl erteilt. Diese Erklärungen und Heilsversprechen entbehren jedoch jeglicher wissenschaftlicher Grundlage.

Trennkostdiäten

Eiweiß- und kohlenhydrathaltige Lebensmittel können laut den Autoren mancher Trennkost-Ratgeber nicht gleichzeitig verdaut werden und müssen daher getrennt werden. Die biochemische Erklärung dafür ist jedoch völlig abwegig und durch nichts belegt. Positiv an Trennkost-Diäten ist der relativ hohe Obst- und Gemüseverzehr. Außerdem legen diese Methoden Abnehmwilligen auch eine Auseinandersetzung mit den Essgewohnheiten nahe. Etwaige Gewichtsabnahmen beruhen wahrscheinlich auf diesen Einflüssen.

Atkins-Diät

Eiweiß- und fettreiche Lebensmittel, wie Fleisch, Speck und Eier, sind uneingeschränkt erlaubt. Gewichtsreduktionen sind bei dieser Methode letztlich nur durch eine insgesamt verringerte Kalorienzufuhr zu erklären. Langfristige gesundheitsschädliche Wirkungen können nicht ausgeschlossen werden.

Zitronensaftkur

Täglich soll der verdünnte Saft von einigen Zitronen mit Ahornsirup und Cayennepfeffer getrunken werden. Wird jedoch die Energiezufuhr insgesamt nicht verringert, ist keine Gewichtsreduktion zu erwarten. Die ungewohnte Säure kann zudem massive Magen- und Darmbeschwerden hervorrufen.

»Low Carb«-Diät

Statt des Nahrungsfetts wurde nun scheinbar ein neuer Verursacher für Übergewicht und damit in Zusammenhang stehende Erkrankungen ausgemacht: die bösen Kohlenhydrate (carbohydrates). Konsumenten werden mit pseudowissenschaftlichen Angaben zum »Net Carb« und »Total Carb« oder überhaupt mit »Carb Wise« und »Carb Fit« auf den Verpackungen geködert.[3]

Und sie »beißen« an, denn immerhin sind in den USA bereits 35 Prozent der Bevölkerung übergewichtig. Weitere 26 Prozent gelten sogar als adipös, also krankhaft fettleibig.[4] Von der Weltgesundheitsorganisation WHO wird Übergewicht auch global betrachtet als »Epidemie des 21. Jahrhunderts« bezeichnet.

Allerdings: Die Experten der Deutschen Gesellschaft für Ernährung hinterfragten 2004 bei einem Workshop zum Thema »Low Carb – High Fat?« die neueste Diätmode und aktuellste Marketingstrategie für Lebensmittel kritisch. Ihre Empfehlung: »Eine Verringerung der Kohlenhydratzufuhr ist auch im Hinblick auf die Prävention ernährungsbedingter Krankheiten nicht notwendig«.[5] Daher gelte auch weiterhin die DGE-Empfehlung, mindestens 50 Prozent der zugeführten Nahrungsenergie in Form von Kohlenhydraten zu sich zu nehmen. Allerdings »komplexe« Kohlenhydrate: Diese sind in Brot, Nudeln, Reis oder Getreideflocken enthalten, alle möglichst aus Vollkorn, sowie in Gemüse und Obst.

häufig sogar Gewichtssteigerungen bewirken: den Jo-Jo-Effekt. Nach Beendigung der Abmagerungskur bleiben nämlich der verringerte Grundumsatz und der niedrigere Energiebedarf noch eine Zeit lang bestehen. Wenn nun wieder genauso falsch und viel wie vor der Diät gegessen wird, nimmt das Gewicht noch schneller zu als zuvor.[6]

14 Fett verbrennen an Bauch, Bein, Po?

Spot Reducing an körperlichen Problemzonen ist unmöglich!

Es ist ein bisschen so wie die Mär vom »chirurgisch sauberen Krieg«.
Dank High Tech sollten sich militärische Angriffsziele so genau lokalisieren lassen, dass der zivile Umkreis geschont bliebe. So wie die millimetergenaue Entfernung eines Krebsgeschwüres. Oder wie das Abtrainieren von lokalen Fettpölsterchen in den »Problemzonen« – etwa Bauch, Bein und Po. Doch Militärs, Chirurgen und Sportwissenschaftler wissen, dass alles das Wunschdenken ist.

Naturgesetze sind auch im Körper unerbittlich

Der Körper kann nicht differenzieren, wo er beim Training das Fett hernimmt – es wird im Ganzen verbrannt. Die einzige Erkenntnis, die Bestand hat: Für maximale Fettverbrennung muss man Herz-Kreislauf-Training betreiben und ALLE Muskeln im Körper trainieren – so erhöht sich der Ruhekalorienumsatz, und mehr Fett wird verbraucht. Fettabbau vollzieht sich nur durch eine negative Kalorienbilanz.

Und Fettdepots?

Die Abfolge, in der Fettdepots abgebaut werden, ist individuell festgelegt. Das sich zufällig in der Nähe des Muskels

Antriebsfeder Schlankheitswahn[1]

- 8 % der 6- bis 17-jährigen Jungen und Mädchen wiegen zu wenig.
- 11 % aller 11- bis 15-jährigen Jungen haben schon eine Diät gemacht.
- 25 % aller 7- bis 10-jährigen Mädchen haben schon eine Diät gemacht.
- 50 % aller Mädchen unter 15 Jahren halten sich für zu dick, bei Normal- oder Untergewicht.
- 66 % aller 11- bis 19-jährigen Jungen und Mädchen möchten dünner sein.
- 73 % der Frauen finden ein Gewicht unterhalb des Normalgewichts am attraktivsten.
- 90 % der weiblichen Teenager wollen abnehmen.
- 95 % aller Diäten funktionieren nicht.

befindende Fett bleibt weit gehend unbeeinflusst. Normalerweise wird Fett am schnellsten dort abgebaut, wo es der Körper auch am leichtesten mobilisieren kann, und das sind das Gesicht, am Dekolleté und dann erst am Bauch. Am schlechtesten erreichbar durch Training sind leider die Depotfette an Hüfte und Oberschenkel.

Werner Kieser, Schweizer Trainings-Experte im Bereich der Gesundheitsprävention: »Training der Bauchmuskulatur bewirkt genauso viel oder wenig Abnehmen am Bauch wie Training des Großen Gesäßmuskels.«[2]

Der sportindustriell-fitnesswissenschaftliche Komplex bringt dennoch immer wieder großformatige Anzeigen über bestimmte Geräte oder Trainingsmethoden heraus, auf denen derartige Zusammenhänge behauptet werden. Etwa jene automatische Massagegürtel verschiedenster Hersteller, die einzelne Körperpartien durchrütteln: aus sportwissenschaftlicher Sicht schlichtweg Unsinn.

Wahrer Kern

Dennoch hat auch dieser Mythos einen wahren Kern. Zum einen dürfte – so lassen etwa die Forschungsergebnisse von Friedrich Beuker[3] von der Heinrich-Heine-Universität Düsseldorf vermuten – die verstärkte Aktivität eines bestimmten Körperteils tatsächlich die lokale Mikrozirkulation stärken.

So machen Sie es richtig

- Der absolute Abbau körpereigener Fettreserven beim Training hängt von einer optimalen Intensität über möglichst lange Zeit ab.
- Untrainierte Personen werden daher eher länger, aber weniger intensiv trainieren (Ausdauertraining). Trainierte Personen erreichen mit intensivem Intervalltraining gute (Fettverbrennungs-)Effekte – trotz geringeren Kalorienverbrauchs.
- Wenn schon gezielte Übungen, dann sollten die den Muskelaufbau betreffen, nicht den Fettabbau.

Nachvollziehbar, doch ein Zusammenhang mit Fettabbau lässt sich dadurch nicht herstellen.

Andererseits kommt es durch lokale Muskelbewegungen dort natürlich zu einem gezielten Muskelaufbau. Werden bestimmte Körperpartien aber gezielt trainiert, werden diese straffer und muskulöser, dadurch sehen sie schlanker aus.

Die Schlussfolgerung

»Bauch, Bein, Po«-Programme aus den Fitnesscentern haben nichts mit gezieltem Fettabbau zu tun – aber erreichen durch Muskelaufbau unter Umständen einen durchaus ähnlichen Effekt.

15 Essen am Abend macht dick?

Am Ende des Tages zählt nur die Gesamtmenge an verzehrten Kalorien

Essen am Abend macht dick und ist ungesund, behaupten zahlreiche Menschen, und manche Fitnessfanatiker schrecken selbst bei geselligen Anlässen zu späterer Stunde nicht davor zurück, mit dieser nur scheinbar richtigen Maxime anderen den kulinarischen Genuss zu verderben.

Kein Zusammenhang

Eine US-amerikanische Forschergruppe hat jedoch anhand der Daten einer großen Ernährungs- und Gesundheitsstudie festgestellt, dass es innerhalb von zehn Jahren keinen Zusammenhang zwischen der Menge an Nahrung, die nach 17 Uhr verzehrt wurde, und einer möglichen Gewichtsveränderung gab.[1] Oder anders ausgedrückt: Diejenigen der untersuchten rund 7000 Männer und Frauen, die abends besonders viel aßen, nahmen im Vergleich zu denjenigen, die bevorzugt vor 17 Uhr speisten, langfristig nicht besonders stark zu – oder besonders wenig ab.

Zeitpunkt unwesentlich

Die US-Wissenschaftler fordern zwar noch genauere Untersuchungen dieser Frage, dennoch können ihre Ergebnisse als Bestätigung eines allgemeinen Grundsatzes betrachtet werden: Wer sein Gewicht reduzieren will, muss vor allem darauf achten, dass er insgesamt während eines Tages oder einer Woche weniger Nahrungsenergie zu sich nimmt, als er verbraucht. Zu welchen Zeitpunkten gegessen und getrunken wird, hat demgegenüber weniger Bedeutung.

Abendessen: sozialer Austausch

Prinzipiell spricht also nichts dagegen, gemeinsam mit Freunden, der Familie oder Geschäftspartnern ein feines, gut ausgewogenes Abendessen zu genießen. Häufig ist es gerade diese Mahlzeit, die Zeit und Gelegenheit für Geselligkeit und sozialen Austausch bietet, der untertags oft zu kurz kommt.

Der wahre Kern der Fitnesslüge

Allerdings sollte beim angeregten Plaudern dennoch nicht völlig die Menge vergessen werden, die verzehrt wird. Denn dies kann nicht nur aus Gewichtsgründen von Nachteil sein, sondern auch, weil abends der Stoffwechsel verlangsamt ist. Überreichliche Mahlzeiten führen zu dieser Tageszeit eher zu Völlegefühl und Magendrücken. Bei manchen Menschen kann auch die Qualität des Schlafes durch sehr späte und schwere Abendessen beeinträchtigt werden. Deshalb sollte ab zwei bis drei Stunden vor dem Zu-Bett-Gehen nichts mehr verzehrt werden.

Essen in der Nacht macht fett?

Die ironisch formulierte Steigerungsform von »Essen am Abend macht dick« könnte »Viel Essen in der Nacht macht fett« lauten. – Eine ernährungswissenschaftliche Erhebung in England legt nahe, dass ein Körnchen Wahrheit in dieser Aussage stecken könnte. Bei der Studie wurden 15 junge Saudi-Araber während des mohammedanischen Fastenmonats Ramadan untersucht, wenn tagsüber nichts gegessen werden darf. Nach alter Tradition wird dann im Familien- oder Freundeskreis in der Nacht eine große Mahlzeit verzehrt. Das Fazit der britischen Forscher: Bei den Teilnehmern wurde eine deutliche Erhöhung des Körpergewichts beobachtet.[2]

Ob diese Untersuchung Verallgemeinerungen zulässt, darf allerdings bezweifelt werden. Denn erstens war die Anzahl der Testteilnehmer sehr gering. Zweitens spielen natürlich während des Ramadan nicht nur ernährungsphysiologische, sondern auch religiöse, kulturelle und rituelle Faktoren eine Rolle. Außerdem hat eine neuere Studie aus Israel genau das Gegenteil ergeben.[3] In der Beduinensiedlung Rahat in der Wüste Negev wurden 22 junge und gesunde Menschen untersucht, die im Ramadan tagsüber fasten, sowie eine Kontrollgruppe von 16 Personen, die sich dieser religiösen Tradition nicht verpflichtet fühlen. Das Ergebnis: Bei denjenigen Teilnehmern, die während des Ramadan tagsüber nichts essen, waren nur die Werte für das so genannte »gute« oder HDL-Cholesterin erhöht. Das Körpergewicht blieb hingegen unbeeinflusst.

Heißhunger am Abend

Speziell Menschen, die untertags aufgrund von beruflichem Stress zu wenig gegessen haben, kommen abends oft mit Heißhungergefühlen nach Hause. Sie sollten dann besonders darauf achten, ihr Mahl mit Bedacht und Genuss zu sich zu nehmen und nicht allzu schnell allzu viel zu verzehren.

Ein Jungbrunnen für Körper und Geist?

Dieser Mechanismus ist es, der hinter der Diät-Methode des Dinner Cancelling steht. Hierbei wird sogar empfohlen, dass zwei- bis dreimal pro Woche zwischen der letzten Mahlzeit eines Tages und der ersten des folgenden 14 Stunden liegen sollten. Sprich: Wer um sieben frühstückt, sollte dann nach 17 Uhr nichts mehr essen. Dieser Verzicht auf das Abendessen soll eine Art »Jungbrunnen« für Körper und Geist sein und sich günstig auf die Produktion des Wachstumshormons Somatotropin sowie des Melatonins auswirken, das den Tag-Nacht-Rhythmus des Körpers kontrolliert.

Vive la France!

Eine Verringerung des Körpergewichtes ist aber natürlich auch mit Dinner-Cancelling wiederum nur dann zu erwarten, wenn die Energiebilanz insgesamt verringert wird. Wer am nächsten Morgen umso reichlicher frühstückt, darf also nicht damit rechnen, in absehbarer Zeit seine Linie zu verschlanken. Die vielfach gepriesenen »Anti-Aging«-Effekte dieser Methode können ebenfalls zumindest hinterfragt werden. Denn beispielsweise haben die Franzosen, die traditionell gerne am Abend und in der Nacht ausgiebig tafeln, laut Angaben der Weltgesundheitsorganisation WHO sogar eine etwas längere Lebenserwartung als die Österreicher oder die Deutschen.

Abendessen wie ein Bettler

Und nicht zuletzt war das, was in unseren Breiten heute unter der neudeutschen Bezeichnung Dinner Cancelling als Wundermittel gilt, in moderater, aber zumindest ebenso vernünftiger Form schon unseren Großeltern bekannt: »Frühstücken wie ein Kaiser, Mittagessen wie ein Edelmann und Abendessen wie ein Bettler.«

16 Zucker ist ein Vitaminräuber?

Nicht nur Zucker, sondern alle Kohlenhydrate werden im Körper mithilfe von Vitamin B_1 verarbeitet

Die Skala der Schutz suchenden Gläubigen ist breit. Sie reicht von der Müslifraktion über Hobbysportler bis hin zur Fitnessliga. Ihr Credo: »Zucker macht dick, raubt Vitamine und stellt damit ein Tabu für fitnessbewusste Zeitgenossen dar.« Allerdings, so müssen wir diesbezüglich Häresien verbreiten: Außer Glauben ist an dieser Irrlehre relativ wenig dran, das zeigen die Fakten der Ernährungswissenschaft.

Tatsache ist wohl, dass bei der Verarbeitung von Zucker im menschlichen Körper das Vitamin B_1 (Thiamin) verbraucht wird. Allerdings ist dies nichts besonders Zuckerspezifisches, das gilt genauso auch für die Verwertung aller anderen kohlenhydrathaltigen Lebensmittel. Dazu zählen unter anderem Brot, Müsli aus Getreideflocken oder Kartoffeln – die deswegen aber noch lange nicht des überfallsartigen Diebstahls lebensnotwendiger Stoffe bezichtigt werden.

Vitaminversorgung nicht gefährdet

Tatsache ist auch, dass in aller Regel mit der Nahrung ausreichend Vitamin B_1 aufgenommen wird.[1] Und Tatsache ist nicht zuletzt, dass Vitamin B_1 bei der Verwertung von Kohlenhydraten ohnehin nicht völlig verbraucht wird. Es bleibt großteils erhalten.

Zucker und Kinder

Das könnte Eltern entspannen, die durch einen relativ hohen Zuckerkonsum speziell bei Kindern die Versorgung mit Vitaminen und Mineralstoffen gefährdet sehen – zumindest aus dieser Ecke droht vom Zucker in der Praxis keine Gefahr. Das zeigen unter anderem eine Erhebung des Forschungsinstituts für Kinderernährung in Dortmund, an der rund 800 Kinder und Jugendliche zwischen zwei und 18 Jahren teilnahmen, sowie eine Studie aus den USA, bei der das Essverhalten von rund 600 Zehnjährigen untersucht wurde.[2, 3] Selbstverständlich würden Kinder noch besser mit Vitamin B_1 und anderen Mikronährstoffen versorgt, wenn sie statt zuckerreicher Lebensmittel wie Süßigkeiten, Kuchen oder Bonbons nur Trockenfrüchte oder Vollkornbrot essen würden. Abgesehen davon, ob Kinder eine derartige Kost in der Praxis akzeptieren – um möglichen Mangelerscheinungen vorzubeugen, ist eine spezielle Ernährung laut den erwähnten Studien jedoch nicht notwendig.

Macht Zucker dick?

Laut einer weiteren Erhebung ist auch die scheinbar nahe liegende Annahme »Zucker macht dick« falsch: »Es gibt mehr als genug Gründe, eine Ernährung mit relativ hohem Fettanteil in Zusammenhang zu Übergewicht zu setzen.

Aber es gibt keinen Grund, dasselbe für eine Ernährung mit hohem Zuckeranteil zu tun«, relativieren die Autoren einer wissenschaftlichen Arbeit, für die sie zahlreiche Studien zum Thema »Zucker und Gewichtsregulation« gesichtet hatten.[4]

Fetttiger und Naschkatzen

Nicht dass Zucker keine »kalorischen« Gefahren in sich birgt – die Erhebung relativiert diese nur: Menschen, die

So machen Sie es richtig

Die National Academy of Sciences in den USA geht davon aus, dass bis zu 25 Prozent der Gesamtenergiezufuhr in Form von zugesetztem Zucker erfolgen kann.[5]

Günstig für die Österreicher, deren tatsächlicher Verzehr geschlechts- und altersabhängig durchschnittlich zwischen sechs und 19 Prozent beträgt.[6]

Der wesentlich strengere, aber unter Experten nicht unumstrittene Report der Weltgesundheitsorganisation WHO aus dem Jahre 2003[7] fordert hingegen maximal zehn Prozent Zucker. Institutionen wie die Ernährungsbehörde der Vereinten Nationen und die deutschsprachigen Ernährungsgesellschaften nehmen von einer mathematisch exakten Angabe Abstand. Ihre Empfehlung lautet: Es gebe keinen Anlass, »mäßigen Konsum« des Genussstoffs Zucker zu verbieten.

sich tendenziell eher einen fetten Braten schmecken lassen als eine Schaumrolle, sind im Durchschnitt noch häufiger übergewichtig. Was die schlanke Linie betrifft und gemessen an »Fetttigern«, sind die »Naschkatzen« also noch im Vorteil.

17 Nur beim Schwitzen schwinden die Kilos?

Transpiration hat nichts mit Fettverbrennung zu tun!

Jeder, der Sport betreibt, kennt das Gefühl nach einer ordentlichen Trainingseinheit: Klatschnass, voll ausgepumpt, aber schwer befriedigt. Allerdings, wer daraus Rückschlüsse auf die erfolgte Fettverbrennung innerhalb des Körpers zieht, liegt falsch: Wer schwitzt, verliert Wasser, sonst nichts. Schwitzen ist eher eine Reaktion des Körpers zur Regulierung des Wärmehaushaltes, so etwas wie die Klimaanlage.

Sonst würde der Körper innerlich verkochen. Jeder Körper ist dabei individuell angelegt. Wer seinen Körper gut kennt, kann unter Umständen aus dem Ausmaß der Transpiration (im Verhältnis zu Umgebungsverhältnissen, Luftfeuchtigkeit etc.) das momentane Leistungsniveau innerhalb der eigenen Leistungsgrenzen ableiten, also wie viele Prozent der maximalen Pulsfrequenz bereits erreicht sind.

Die einzigen sicheren Rückschlüsse, die aus dem Schwitzen gezogen werden können, sind die nach der notwendigen Zufuhr an Wasser – das heißt, etwas banal, wer mehr schwitzt, muss mehr trinken. Bereits ein Flüssigkeitsverlust von zwei Prozent senkt die psycho-physische Leistungsfähigkeit um 20 Prozent. Und das ist keine Seltenheit: Turniertänzer etwa verlieren im Laufe eines Turniers zwei bis drei Liter an Flüssigkeit. Dass das aber mit Fettverbrennung

So machen Sie es richtig

- Wer mehr schwitzt beim Sport, sollte mehr trinken – Mengenkontrolle kurzfristig via Körpergewicht.
- Gerade für Ungeübte beim Sport gilt: optimale Fettverbrennung im »Plaudertempo«.

nichts zu tun hat, sehen Sie an den vielen Saunarunden: Das dort offen zur Schau gestellte Übergewicht lässt sich durch noch so viele Aufgüsse nicht zum Verschwinden bringen. Das gilt auch für die neuerdings beworbenen Infrarot-Saunakabinen in den verschiedensten Formen, von einer mobilen Fern-Infrarot-Heimsauna bis zur Infrarot-Saunakabine eines deutschen Wellnessstudios, das ausdrücklich, aber falsch als einen der Vorteile das Abnehmen durch Fettverbrennung herausstreicht: »Viele Schlankheitsinstitute gehen davon aus, dass das Fett in unserem Körper toxische Stoffe speichert. Das Infrarot-Wärmesystem lässt Giftstoffe aus dem Körper verschwinden und das Fett verbrennen, wodurch auch die Menge der vorhandenen Stoffe verringert wird.« Für optimale Fettverbrennung sorgt in Wirklichkeit Ausdauertraining im aeroben Bereich, Schwimmen, Laufen, Radfahren.

18 Entschlackt und schlank durch Fasten?

Mit Hungerkuren verschwinden weder »Schlacken« – noch Kilos!

Fasten soll angeblich den Körper »entschlacken« und »entgiften«. Kaum jemand, der diese Heilsversprechen nicht gehört und nicht selbst schon an eine Hungerkur gedacht hat. Vielleicht liegt es daran, dass unsere Gesellschaft prinzipiell im Nahrungsüberfluss lebt? Vielleicht aber auch, dass in der komplizierten Welt der Ernährung allzu einfache Erklärungsmuster gerne angenommen werden.

Der unvermeidbare Jo-Jo-Effekt

Beim Fasten nimmt man nicht wirklich ab. Wer hungert, senkt das Gewicht, aber zunächst vor allem, weil der Körper mehr Wasser ausscheidet und die Muskeln an Masse verlieren. Mit dem Fettabbau beginnt der Organismus erst nach etwa drei Tagen, denn dann hat der Körper seine Kohlenhydratspeicher aufgebraucht.

Aber was nützt das, wenn es nach dem Fasten mit den alten Essgewohnheiten weitergeht? Viele Menschen wiegen einige Zeit nach Beendigung des Fastens sogar mehr als zuvor. Man spricht hier auch vom Jo-Jo-Effekt: Der Körper sieht das Fasten als bedrohlichen Zustand an und verbessert seine interne Energieausbeute aus der mageren Zufuhr. Der Mechanismus kehrt nach Fastenende nur langsam wieder in den Normalzustand zurück. Isst man nach der Diät wieder wie vorher, werden die dann zugeführten Kalorien noch effizienter in Fettdepots umgewandelt. »Wer durch Fasten abnehmen will, ist nur erfolgreich, wenn danach eine Ernährungsumstellung erfolgt, die langfristig beibehalten wird«, so die Deutsche Gesellschaft für Ernährung (DGE).[1]

Das sehen übrigens auch seriöse Fastenärzte so.[2]

So machen Sie es richtig

Personen mit folgenden Krankheiten sollten keinesfalls fasten:

- Psychische Störungen
- Hämolytische Anämien
- Insulinpflichtiger Diabetes
- Nieren- und Nebenniereninsuffizienz
- Leberfunktionsstörungen
- Herzinsuffizienz
- Malignome/Krebserkrankungen
- Erhöhter Harnsäurespiegel/Gicht

Außerdem wird von Experten auch folgenden Personen vom Fasten abgeraten:

- Schwangeren und Stillenden
- Kindern und Jugendlichen
- Personen über 65 Jahren mit altersbedingten Erkrankungen

Der Körper ist keine Schlackendeponie

Im Körper gibt es keine Giftmülldeponie, und Schlacken entstehen bei der Erzgewinnung. »Der Begriff Entschlackung ist wissenschaftlich nicht begründbar«, so die Experten der DGE.[3] Die Beseitigung von Stoffwechselresten übernehmen Leber, Nieren, Lunge, Haut und der Darm. Und die funktionieren auch ohne Fasten.

Während des Fastens entsteht ein unangenehmer Körpergeruch. Viele Fastenanhänger deuten das als Beweis für die Entschlackungstheorie. In Wahrheit aber produziert der Körper durch die gesteigerte Fettverbrennung eine große Menge an Ketonkörpern, Stoffwechselprodukte aus dem Fettsäureabbau, die nur im Hungerstoffwechsel und bei Diabetes mellitus anfallen. Zu ihnen gehört auch Betahydroxybuttersäure, eine Substanz, die gerne für Stinkbomben verwendet wird. Auch Ammoniakgeruch ist auf die Ketonkörper zurückzuführen. Atem, der nach Aceton riecht, ist bei Diabetikern ein Alarmzeichen für Unterzuckerung!

Gefahr von Essstörungen

Wenn Fastende oft von Euphorie und plötzlichen Energieschüben berichten, dann ist eine verstärkte Ausschüttung des Hormons Adrenalin und des Neurotransmitters Serotonin die Ursache. Allerdings ist das eine Stressreaktion auf das Hungern und damit alles andere als gesund. Mancher Autor sieht in der Beeinflussung des Serotoninstoffwechsels sogar eine mögliche Gefahr für die Entwicklung von Essstörungen, besonders bei psychisch labilen Personen.[4]

Wichtig zu wissen: Hungern schwächt den Körper

Bestimmte Gewebe wie Gehirn, Nerven, rote Blutkörperchen und Nierenmark sind zur Energieversorgung auf Glukose (= Traubenzucker) aus dem Blut angewiesen. Zu Fastenbeginn stehen für zwei, drei Tage noch die Zuckerreserven aus der Leber dafür zur Verfügung. Sind diese aufgebraucht, muss der Organismus die lebensnotwendige Blutglukose aus Muskeleiweiß herstellen, aus Fettsäuren kann das der Körper nämlich nicht. Mögliche Folgen: Kopfschmerzen, Schlafstörungen, Kreislaufprobleme, ausbleibende Menstruation, Mundgeruch, Haarausfall und Gichtanfälle. Und das ist noch vergleichsweise harmlos. Denn am Herzen kann der Eiweißentzug zu Rhythmusstörungen führen, und das bedeutet (in Einzelfällen) mitunter Lebensgefahr.[5]

Bleibt der wahre Kern der Fastenlüge

Viele verbinden mit dem Fasten einen bewussten Verzicht auf den gewohnten Überfluss, begreifen die Fastenzeit als gute Gelegenheit, eingefahrene Lebensgewohnheiten neu zu überdenken. Fasten kann deshalb auch der Start in ein Leben mit gesünderen Essgewohnheiten sein.[6] Wer Fastenkuren durchführt, sollte dies unter fachmännischer Aufsicht tun, eventuell einen Arztcheck für mögliche Kontra-

Apfelessig als »Entschlackungswunder«?

Dass es keine Schlacken im medizinischen Sinn gibt, wurde bereits erläutert. Trotzdem schwören Anhänger auf das morgendliche Glas Apfelessig mit Wasser, Hardliner nehmen den Essig sogar pur zu sich. Dazu Helmuth Oberritter, wissenschaftlicher Leiter der Deutschen Gesellschaft für Ernährung: »Ein mögliches Wohlbefinden nach dem Verzehr von Essig hat eher psychologische Ursachen.« Also ein Placeboeffekt nach dem Motto: »Der Glaube kann Berge versetzen.« Dennoch: Bei Personen, die zu wenig Magensäure produzieren, kann ein etwaiges Völlegefühl nach dem Essen durch die Essigsäure möglicherweise gelindert werden. In diesem Fall muss der Essig aber zumindest nicht auf nüchternen Magen eingenommen werden.[7]

indikationen machen. Als weniger quälende Alternative zu einer Hungerkur empfehlen Ernährungswissenschaftler einen wöchentlichen »Fasttag« – der funktioniert genauso, ist aber deutlich gesünder.

SIMPEL – ABER FALSCH

Tipps und Tabus zur fitnessbewussten Ernährung

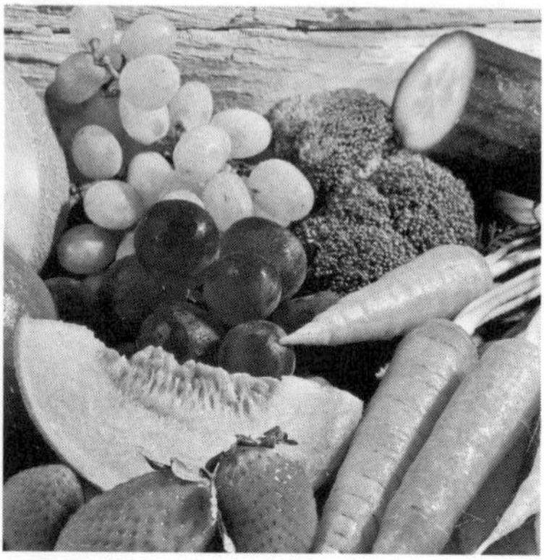

Kein richtiger fitnessbewusster Zeitgenosse, der sich nicht auch über die richtige Ernährung so seine Gedanken macht. Was da nicht alles an Tabus und Tipps durch die Umkleidekabinen und Kantinen geistert. Der gute Rat eines Freundes ist schnell parat, und ein Vorurteil wird zum festen Verhaltensbestandteil – oft ohne Wirkung in Bezug auf Fitness und Wohlbefinden.

Das vorliegende Kapitel versucht, die am weitesten verbreiteten Irrtümer rund um Ernährung und Fitness aufzuzeigen. Sportler dürfen oft mehr, als sie glauben, aber weniger, als sie oft wollen. Scheinbar klare Empfehlungen erweisen sich beim näheren Hinschauen als Mythos, dessen Basis hin und wieder mehr als fragwürdig ist. Das reicht von Milch über Schokolade bis hin zum Cholesterin – für gesundheitsbewusste Konsumenten der Beelzebub schlechthin.

Grundlegend geht es dabei oft darum, dass die Selbstkasteiung vieler Fitnessbegeisterter gar nicht so zweckmäßig ist, wie es die Tradition der körperlichen Ertüchtigung seit Sparta plakativ vermittelt. Nur wer darbt, kann fit sein, heißt es seit der griechischen Mythologie. Das korrespondiert perfekt mit dem Umkehrschluss zur katholischen Todsünde Völlerei und lässt viele an den Automatismus – Verzicht ist gleich Läuterung – glauben. Das hat natürlich einen wahren Kern, aber nicht so pauschal, wie dies gerne behauptet und – weil es einfach ist – auch geglaubt wird.

Fitnesslügen aus diesem Bereich werden meist nicht böswillig verbreitet, vielmehr aus guter Absicht, anderen Ratschläge zu geben. Traditionelles Wissen, das weitergegeben wird, aber dennoch einfach falsch sein kann. Hin und wieder steckt auch die Nahrungsmittelindustrie dahinter, die unter Zuhilfenahme eines wissenschaftlichen Details an bekanntes Vorwissen der Konsumenten anknüpfen und diese dann in die Irre führen kann.

Dieses Kapitel versucht nicht, gesunde Ernährung dem beliebigen Empfinden des Einzelnen zu überlassen. Doch in einer kritischen Analyse müssen sich einige lieb gewordene Tabus und Tricks eine Relativierung gefallen lassen.

Wenn daraus ein entspannterer Umgang mit Ernährung resultiert, kann das nur gesund – und damit fitnessfördernd – sein.

19 Rohes Obst am Abend gärt im Magen?

Früchtekonsum zu später Stunde ruft keine speziellen negativen Effekte hervor

Es sind scheinbar mitfühlende Zeitgenossen, die ihre Mitbürger gerne vor rohem Obst am Abend warnen. Auch wenn sie das insgeheim eher aus Angst um ihr eigenes Wohlergehen machen, können doch Verdauungsprozesse die Luftqualität in der näheren Umgebung durchaus beeinträchtigen. Doch wer sich von obiger Behauptung dann tatsächlich davon abhalten lässt, zu späterer Stunde noch eine Portion der gesunden Nahrungsmittel zu verspeisen, hat sich umsonst zurückgehalten.

Obst zu jeder Tageszeit

In Wahrheit kann Obst am Abend ebenso gut verzehrt werden wie nachmittags, mittags oder morgens.[1] Denn was bei der Verwertung der in aller Regel vitamin- und ballaststoffreichen Nahrungsmittel im Körper geschieht, hängt von ihrer Qualität ab und weniger davon, zu welcher Tageszeit sie genossen werden.

Falls bereits angegorene Früchte, Frucht- oder Gemüsesäfte verzehrt wurden und der Magen gleichzeitig Zucker enthält, der auch aus Süßigkeiten oder Kuchen stammen kann, kommt es nämlich tatsächlich zu Gärprozessen. Doch dieser Vorgang ist unabhängig davon, ob die beiden Nahrungskomponenten zu früher oder später Stunde in unserem Verdauungsorgan zusammentreffen. Und er erfolgt in aller Regel nur in einem sehr geringen Umfang. Eine »Schnapsnase« muss dadurch niemand befürchten. Auch als Ausrede bei der nächsten Verkehrskontrolle ist diese Erklärung nicht wirklich geeignet.

Die Verdauung als »Gärtank«

Wer die Warnung vor Gärprozessen nach dem Obstverzehr mit Berechtigung – wenn auch wahrscheinlich mit wenig Erfolg – aussprechen will, der müsste schon ins Reich der Pflanzenfresser ausweichen. Deren Verdauungssystem ist für die Verwertung viel größerer Mengen an Nahrung angelegt als jenes des Menschen. In Südafrika gibt es denn auch Elefanten, die süße Beeren des Marulabaumes in großen Mengen verschlingen und anschließend mit zumindest ebenso großen Mengen Wasser nachspülen. Die Dickhäuter haben sich dieses Ernährungsverhalten offenbar zielbewusst angeeignet: Ihre Verdauungstrakte werden dadurch zu »alkoholischen Gärtanks« und sie selbst berauscht bis zum Umfallen.

Obst mal 5 – »Five a Day«

Der Zusammenhang zwischen einem relativ hohen Verzehr von Obst und Gemüse und einer relativ niedrigen Wahrscheinlichkeit, an bestimmten Formen von Krebs zu erkranken, ist laut einer aktuellen wissenschaftlichen Übersichtsarbeit in nicht weniger als 200 Studien untersucht worden.[2]

Vorbeugende Effekte von Obst- und Gemüsekonsum gelten unter anderem für Lungenkarzinome, Speiseröhren- und Magenkrebs, Darmkrebs und Karzinome der Bauchspeicheldrüse als belegt.[3]

Laut einer Vergleichsuntersuchung haben Menschen, die 1,3 Portionen Obst und Gemüse pro Tag zu sich nehmen, ein doppelt so hohes Risiko an Krebs zu erkranken wie Menschen, die es auf drei bis fünf Portionen bringen.[4] Durch die in verschiedenen Ländern durchgeführte Aktion »Obst mal 5«, »5 am Tag« oder »Five a Day« soll der durchschnittliche Konsum deshalb auf fünf Portionen angehoben werden.

Als eine Portion kann dabei laut »offizieller Empfehlung« gelten:

- 1 Glas reiner 100-prozentiger Obst- oder Gemüsesaft
- 1 Stück Obst
- 1 Hand voll Obst, zum Beispiel Beeren

- 1 Schüssel Salat
- 1 Schöpfer Gemüse
- 2 mittelgroße Kartoffeln

Als halbe Portion gelten:

- 1 Schale Müsli oder Joghurt mit Früchten
- 1 Teller Gemüsesuppe

Zudem konnte festgestellt werden, dass eine Vielzahl von Obst- und Gemüsesorten möglicherweise gegen Krankheiten vorbeugen kann.

So dunkelgrüne, gelbe, rote und orangefarbene Sorten, Kreuzblütler wie Kohl oder Brokkoli, getrocknetes Obst, Beeren, Bohnen, Tomaten und Karotten.

Generell sollte eine ausgewogene Vielfalt im Obst- und Gemüseverbrauch angestrebt werden.

20 Cholesterin ist böse, das Ei der Übeltäter?

Cholesterin ist ein notwendiger statt schädlicher Körperbaustoff!

Mittlerweile gilt es unter den meisten Experten ja schon beinahe als größter medizinischer Irrtum des vergangenen Jahrhunderts. Die herrschende Lehrmeinung von der Schädlichkeit des Cholesterins entpuppt sich immer mehr als Leermeinung. Aber das Großstadtmärchen aus den sechziger Jahren über das Cholesterin als das Böse schlechthin, das für den Herztod von Millionen von Menschen verantwortlich ist, hält sich hartnäckig in den Köpfen fitnessbewusster Zeitgenossen.

Der Ursprung des Aberglaubens

Der Ursprung dieses Aberglaubens klingt abenteuerlich: Damals verfütterten russische Wissenschaftler Rinderhirn und Eier an Kaninchen und stellten daraufhin Veränderungen an deren Arterien fest.

Seit damals können wir Eier, Speck und Butterschmalz nur mit schlechtem Gewissen genießen, streichen uns immer noch eine fettige geschmacklose Industriemasse namens Margarine aufs Brot, um der bösen Butter zu entkommen, oder – besonders in den Cholesterin-hysterischen USA – bestellen im Restaurant so genannte »egg-beaters«, eine breiige, klebrige Masse, der das Cholesterin herausgezogen wurde.

Sinnlos

Es macht niemanden gesünder, wenn er krampfhaft nach cholesterinarmen oder -freien Produkten greift. Mitte der neunziger Jahre wurde sogar immer wieder die Frage aufgeworfen, ob ein niedriger Cholesterinspiegel nicht gar Krebs fördert. Die methodische Schwäche allerdings derartig radikaler Analysen: Beim tatsächlich beobachteten Zusammenhang zwischen Karzinomen und niedrigen Cholesterinwerten könnten Ursache und Wirkung vertauscht worden sein.

Grundsätzlich ist Cholesterin nicht »böse«

Es ist nicht nur die Ausgangssubstanz für das Vitamin D und die Verdauung fördernde Gallensäuren, sondern auch elementarer Baustein aller männlichen und weiblichen Sexualhormone – und wird zu diesem Zweck von der menschlichen Leber selbst zu gut einem Gramm täglich produziert. Die Nebennierenrinde ist in reichlich Cholesterin eingebettet, um bei Bedarf sofort mit der Hormonsynthese zu beginnen.

Babys und Muttermilch

Babys dürften über die Muttermilch weit mehr Cholesterin aufnehmen als aus Kuhmilch – einfach deswegen, weil Muttermilch im Vergleich zu Kuhmilch ca. doppelt so viel Cholesterin enthält. Das menschliche Gehirn besteht (abgesehen vom Wasser) zu einem Fünftel aus Cholesterin.

Cholesterin stabilisiert die Zellwände

Cholesterin stabilisiert die Zellwände und andere biologische Membranen, etwa in roten Blutkörperchen, Leber-, Gehirn- und Muskelzellen. Jede Veränderung der Membranzusammensetzung würde zu Funktionseinbußen und Stoffwechselveränderungen führen. Udo Pollmer, Wissenschaftler, Bestsellerautor[1]: »Wenn Sie das angeblich so furchtbar schädliche Cholesterin zur Gänze aus Ihrem Körper entfernen, bliebe von Ihnen nichts als eine große Pfütze unter Ihrem Skelett.« Einen allgemein gültigen Grenzwert für Cholesterinspiegel kann es nicht geben, weil er je nach Alter, Geschlecht, Hunger, Stress, körperlicher Aktivität, Tageszeit, Klima und Gesundheitszustand variiert.

Zwei Arten von Cholesterin

Das HDL-Cholesterin und das LDL-Cholesterin werden nach einer »Partnersubstanz« unterschieden (Lipoproteine), mit der sie in unterschiedlichen Richtungen durchs Blut transportiert werden. LDL-Cholesterin wird ins Gewebe (z. B. Muskeln) des Körpers transportiert. Ein Zuviel kann offenbar Ablagerungen in den Blutgefäßen verursachen. Das HDL-Cholesterin wird umgekehrt von den Arterien in die Leber (Abbau) transportiert, schützt also vor

Verkalkung. Entscheidend dürfte das richtige Verhältnis zwischen diesen beiden sein, denn vor allem ein Zuwenig an HDL-Cholesterin führt zu einer Steigerung des Krankheitsrisikos. Die undifferenzierte Verteufelung von Cholesterin geht an der Sache vorbei.

Dennoch sind die Kampagnen der Pharmaindustrie und der Nahrungsmittelkonzerne im Rahmen ihres selbstlosen Kreuzzugs gegen die Geißel der Menschheit lange Zeit auch bei der Ärzteschaft gut angekommen – zumindest bis zum Lipobay-Skandal. Der Lipidsenker Lipobay der Firma Bayer wird, nachdem offenbar einige der verschreibenden Ärzte eigentlich bekannte Gegenindikationen zu sorglos ignorierten, mit über 50 Todesfällen in Verbindung gebracht. Eine kanadische Studie aus 2003 zeigt jedenfalls, dass sich mit Ernährungsmaßnahmen alleine ein vergleichbarer cholesterinsenkender Effekt erreichen lässt wie durch den Einsatz eines Lipidsenkers.[2] Das heißt, dass in vielen Fällen wahrscheinlich eine Ernährungsumstellung reicht, um das Li-

Eier sind nicht die Übeltäter

Manche Studien kommen zum Ergebnis, dass es keinen messbaren Zusammenhang zwischen dem Eierverzehr und dem Risiko für Herzinfarkt gibt. Täglich ein Ei hat daher – auf den Cholesteringehalt bezogen – wahrscheinlich kaum Einfluss auf das Krankheitsrisiko.

Das ändert aber nichts daran, dass Eier auch Fett- und Kalorienlieferanten sind.[3]

So machen Sie es richtig

Die richtigen Fette

Den meisten Einfluss auf den Blutcholesterinspiegel von Ernährungsseite her haben Menge und Art der Fette.

Lösliche Ballaststoffe

Lösliche Ballaststoffe, wie sie in Obst, Gemüse, Hafer, Gerste und Hülsenfrüchten (Erbsen, Bohnen, Linsen) enthalten sind, können nachweislich den Cholesterinspiegel auf natürliche Weise senken.

Lebensstil

Prinzipiell gilt es, das gute HDL-Cholesterin zu erhöhen – das böse LDL-Cholesterin wird dadurch nebensächlich und braucht nicht extra gesenkt zu werden. Dazu dient, nicht zu rauchen, körperlich aktiv zu sein und Gewicht abzunehmen.

Flavonoide

Eine große Gruppe pflanzlicher Wirkstoffe steht in Verdacht, das Herzinfarktrisiko zu senken: die Flavonoide. Enthalten in so unterschiedlichen Dingen wie schwarzem Tee und Rotwein oder auch in Zwiebeln, Grünkohl oder Äpfeln.

Mäßiger Alkoholkonsum

Sogar mäßiger Alkoholkonsum erhöht das »gute« HDL-Cholesterin. Als »mäßig« gilt dabei etwa ein halber Liter Bier oder ein Viertelliter Wein pro Tag für Männer bzw. ein Viertelliter Bier oder ein Achtelliter Wein für Frauen. Bei höheren Mengen überwiegen schnell die gesundheitsschädigenden Wirkungen des Alkohols.

Phytosterine

Begleitstoffe in vielen Pflanzenölen, die Phytosterine, können ebenfalls das Gesamt- und LDL-Cholesterin senken. Margarine, die mit Phytosterinen angereichert ist, ist seit einigen Jahren am Markt. Deren Wirkweise und Sicherheit ist durch Studien gut belegt. Allerdings: Um den gewünschten Erfolg zu erzielen, darf sie nur Ersatz für das herkömmliche Streichfett sein und nicht zusätzlich aufs Brot geschmiert werden.

pidprofil zu normalisieren. Erst wenn das nicht ausreicht, ist nach Einschätzung von Experten der Uniklinik Frankfurt/Main eine medikamentöse Therapie unverzichtbar.[4]

Problem in der Praxis

Man schluckt lieber bequem eine Pille als unbequem sein Essverhalten zu ändern, und trägt damit letztlich zu den hohen (Medikamenten-)Kosten des Gesundheitssystems bei. Sinnvoller wäre es, Geld in die Erforschung einer Methode zu stecken, wie die Compliance bei und der Erfolg von Ernährungsumstellungen verbessert werden kann.

Auf das richtige Fett kommt's an!

Gesättigte Fettsäuren heben den »schädlichen« LDL-Cholesterinspiegel doppelt so stark an, wie ihn mehrfach ungesättigte Fettsäuren senken können. Daher ist es noch wichtiger, Quellen für gesättigte Fettsäuren zu reduzieren, als Lebensmittel mit mehrfach ungesättigten Fettsäuren vermehrt in den Speiseplan einzubauen.

Reich an gesättigten Fettsäuren sind alle tierischen Fettquellen mit Ausnahme von Fisch: z.B. Butter, Schmalz, Wurst, Käse, Eier, Obers, Rahm …

Palmkern- und Kokosfett enthalten als einzige pflanzliche Fette ebenfalls überwiegend gesättigte Fettsäuren.

Reich an mehrfach ungesättigten Fettsäuren, besonders an den das Herz schützenden Omega-3-Fettsäuren, sind bestimmte pflanzliche Öle und Fisch: Wallnuss-, Lein-, Raps- und Sojaöl sowie Seefische wie Makrele, Hering, Lachs und Tunfisch.

Die Empfehlung für ein bis zwei Mal pro Woche Fisch kommt daher nicht von ungefähr.

Die einfach ungesättigten Fettsäuren, wie sie besonders in Oliven- und Rapsöl vorkommen, senken den LDL-Cholesterinspiegel nur dann, wenn sie gesättigte Fettsäuren ersetzen. Also statt Butter oder Schmalz Rapsöl für heimische, Olivenöl für mediterrane Küche.

21 Margarine ist gesünder als Butter?

Beim Abnehmen keine Hilfe – die Auswahl Geschmackssache

Die einen schwören darauf, dass Margarine das »gesündere« Streichfett ist. Den anderen geht nichts über die Butter auf ihrem Brot: Wer kein Problem mit den Cholesterinwerten hat, kann seinen Geschmack entscheiden lassen.
Butter ist ein relativ naturbelassenes Fett, für Vertreter der Vollwertkost sicher ein gutes Argument.
Ihr Ersatz durch Margarine hat unter dem Gesichtspunkt Abnehmen wenig Auswirkung: Im Fettgehalt sind beide Streichfette schlicht identisch.

Beide bestehen zu rund 82 Prozent aus reinem Fett, der Rest ist Wasser. Lediglich so genannte Halbfettmargarine oder Halbfettbutter enthalten, wie der Name schon sagt, nur etwa 40 Prozent Fett. Dafür ist der Wasseranteil entsprechend höher.

Ihren schlechten Ruf hat Butter wegen des Gehaltes an Cholesterin und gesättigten Fettsäuren.[1] Vor allem Letztere erhöhen, im Übermaß genossen, das Risiko für Herz-Kreislauf-Erkrankungen. Die Empfehlung: maximal vier bis fünf gestrichene Esslöffel täglich als Streich- und Kochfett.

Der beliebte Hinweis »cholesterinfrei« auf Margarine hingegen ist etwa so, wie einen Fußball mit dem Slogan »besonders rund« zu verkaufen. Denn Margarine besteht fast zur Gänze aus pflanzlichen Fetten[2], und Pflanzen produ-

So machen Sie es richtig

- Versuchen Sie auch mal kalorienarme Alternativen als Brotaufstrich – Magertopfen, Senf oder Paprikamark.
- Bei fettem Aufstrich oder Käse kann auf die »Unterlage« auch ganz verzichtet werden. So verstanden stimmt der Slogan »Butter kann durch NICHTS ersetzt werden« auch wieder.

zieren generell kein Cholesterin. Margarine enthält aber einen deutlich höheren Anteil mehrfach ungesättigter Fettsäuren (etwa Linolsäure[2]), die den Cholesterinspiegel im Blut positiv beeinflussen. So genannte Trans-Fettsäuren, die im Zuge der Fetthärtung der pflanzlichen Öle entstehen und vergleichbar mit gesättigten Fettsäuren den Cholesterinspiegel im Blut steigen lassen, sind dank moderner Herstellungsbedingungen kein Thema mehr.[3]

22 Beugt Milch Osteoporose vor?

Milch kann Osteoporose weder verhindern – noch fördern!

Die Idee, dass Milchtrinken vor Osteoporose schützt, hat etwas Bestechendes: Knochen brauchen »Kalk«, den die Milch reichlich enthält. Demnach wäre Osteoporose eine »Milchmangel-Krankheit«. Eine Argumentationskette, die das Agrobusiness mit Vehemenz verbreitet und dank einer durchaus lückenlosen Marketingmaschinerie der Molkereienwirtschaft auch fest in den Köpfen der Konsumenten verankern konnte. Auch 2004 konnte mit einer »Extraportion Milch« in Schokoriegeln geworben werden.

Milch gegen Osteoporose – ein klassischer Klapperstorchbeweis?

Die Überbetonung von Milch in puncto Kalzium geht auf eine etwas bessere Bioverfügbarkeit des Kalziums im Vergleich zu pflanzlichen Produkten (Brokkoli, Grünkohl, Lauch) zurück.[1] Die Milchstudien sind aber nicht immer wissenschaftlich haltbar, wie etwa jene eines ausgewiesenen Experten der Milchwirtschaft, der in den Neunzigern 65 Patienten mit Osteoporose und 76 gesunde Vergleichspersonen nach ihren Ernährungsgewohnheiten seit der Kindheit befragt hatte und tatsächlich einen Zusammenhang herstellen konnte.[2] Kritiker der Studie vermuten dagegen, dass Milchtrinker in der befragten Kriegsgeneration prinzipiell bevorzugte Ernährungsmöglichkeiten hatten und sich daher ihr Knochenaufbau begünstigt entwickelt hatte. Also ein klassischer Klapperstorchbeweis – der Geburtenrückgang und die gleichzeitig schwindende Anzahl von Störchen im Burgenland beweist doch, dass der Storch die Kinder bringt, oder?

Mehrere Untersuchungen

Mittlerweile liegen mehrere Untersuchungen zur Frage vor, ob Milchprodukte vor Osteoporose bzw. Frakturen schützen. Und das Ergebnis ist keineswegs eindeutig. Einige stützen die Milchtheorie nicht[3], so auch eine Studie mit rund 80000 amerikanischen Krankenschwestern.[4]

Nach der 12-jährigen Beobachtungszeit hatten starke Milchtrinkerinnen ebenso viele Unterarmbrüche und Oberschenkelhalsfrakturen erlitten wie »Abstinenzlerinnen«.

Zusatzergebnis

Je mehr Kalzium aus Milchprodukten kommt, desto mehr Schenkelhalsfrakturen. Bei anderen Kalziumquellen trat dieser Effekt nicht auf. Allerdings könnte dies auch mit dem hohen Verzehr von Schmelzkäse in den USA zusammenhängen, dessen Phosphatgehalt den Kalziumstoffwechsel stört.

Andere Studien belegen nicht nur die relative Wirkungslosigkeit der Milchzufuhr in Bezug auf Osteoporoseprophylaxe, sondern schreiben im Gegenteil der Kuhmilch eher eine fördernde Wirkung zu. Der Grund dürfte in der gleichzeitigen Aufnahme von Milcheiweiß liegen, was definitiv zu einer Verschlechterung der Kalziumbilanz im Körper führt.[5] Allerdings erhöht nicht nur Milcheiweiß, sondern generell zu viel Eiweiß die Kalziumausscheidung über den Harn. Also auch Fleisch im Übermaß, und das ist angesichts der Ernährungsgewohnheiten der Österreicher wohl eher das Hauptproblem.

Zudem ist die obere Proteinzufuhrgrenze von den Ernährungsgesellschaften anhand der aktuellen Literatur[6] mit 2,0 Gramm pro Kilo Körpergewicht bestimmt worden. Laut Österreichischem Ernährungsbericht 2003[7] beträgt die durchschnittliche Proteinaufnahme derzeit aber nur ca. 1,2 g/kg Körpergewicht.

Unterschiedliche Studien kommen zu gegenteiligen Beweisen

Einer ganzen Reihe Studien wiederum gelang der Nachweis eines geringen positiven Zusammenhanges zwischen Knochendichte und Milchzufuhr.[8] Und der von Milchkritikern immer wieder vorgebrachte Zusammenhang zwischen seltener Osteoporose und geringerem Milchverzehr in asiatischen Ländern hängt mit anderen Faktoren zusammen: Asiaten leiden genetisch bedingt zu einem höheren Anteil an Milchzuckerunverträglichkeit, haben in ihrer normalen Ernährung deutlich mehr pflanzliche Kalziumlieferanten (Soja, Kohl, Sesam ...) und durch die bessere Sonneneinstrahlung eine günstigere Vitamin-D-Bildung über die Haut.

Einziges mögliches Fazit des wissenschaftlichen Diskurses

Klar ist, dass Milch eine gute Kalziumquelle ist. Milch dürfte Osteoporose weder negativ noch positiv beeinflussen. Sicher verringert wird das Osteoporoserisiko hingegen durch ausreichend Vitamin D (Sonnenlicht), wenig Alkohol, wenig tierisches Eiweiß, wenig Salz, Nichtrauchen, viel Sport.

Eine Warnung vor Milch lässt sich indes ebenfalls nicht aufrechterhalten.

Sonderfall Kinder

Kritisch wird es dann, wenn aus weltanschaulichen oder pseudomedizinischen Gründen Kindern unkritisch von Milchprodukten abgeraten wird, ohne dass eine klar belegte medizinische Diagnose (wie etwa Milcheiweißallergie) vorliegt. Oftmals geschieht das auch durch nicht anerkannte »Diagnosemethoden« wie Pendeln, Kinesiologie oder Antlitzdiagnose. Für Kinder sind Milchprodukte nicht nur für die Kalziumversorgung, sondern auch für die Eiweißversorgung während des Wachstums wichtig.

So machen Sie es richtig

- Wenn Erwachsene, aus welchen Gründen auch immer, Milchprodukte aus der Ernährung streichen, sollte die Kalziumversorgung mit folgenden Tipps möglichst optimiert werden:
- Bevorzugen Sie kalziumreiche Mineralwässer (mehr als 150 mg/l).
- Essen Sie regelmäßig pflanzliche Kalziumlieferanten wie Grünkohl, Brokkoli, Fenchel, Lauch, Amarant und Tofu oder andere Sojaprodukte.
- Garen Sie kalziumreiches Gemüse schonend, in wenig Wasser, und verwenden Sie das Kochwasser mit, z. B. für eine Gemüsesoße.
- Essen Sie häufig kalziumreiches Obst wie Schwarze Johannisbeeren, Orangen, Brombeeren, Kiwis.
- Verwenden Sie oft kalziumreiche Sesamsamen, Haselnüsse und Mohn.
- Würzen Sie mit kalziumreicher Petersilie, Schnittlauch oder Kresse.
- Sprechen Sie gegebenenfalls mit einem Experten über eine gezielte Kalziumsupplementierung.

23 24 Fitness und Alkohol schließen sich aus?

Auch Gesundheitsbewusste dürfen Wein und Bier genießen – »mäßig«, nicht »sportlich«!

In Südfrankreich, wo die meisten Einwohner regelmäßig Wein trinken, sterben die Menschen seltener an Herz-Kreislauf-Erkrankungen als in vergleichbaren Regionen. Dabei ist bekannt, dass die Franzosen gerne rauchen und sich relativ fettreich ernähren.
Wissenschaftler sprechen in diesem Zusammenhang vom »French Paradox«, also dem »französischen Paradoxon«. Denn bestimmte Risikofaktoren für Herz-Kreislauf-Erkrankungen kommen bei den Franzosen nicht seltener vor als in anderen Industrieländern.

Dennoch sind sie mit deutlich geringerer Wahrscheinlichkeit von koronaren Herzerkrankungen betroffen – das sind Leiden, die durch Einengung oder Verschluss jener Arterien entstehen, die das Herz selbst mit Blut versorgen.[1]

Schutzstoffe im Rotwein?

Auf der Suche nach Erklärungen wurden von Wissenschaftlern die phenolischen Verbindungen, die im Wein bzw. vor allem im Rotwein vorkommen, als mögliche Ursache ausgemacht.

Die Phenole sind so genannte sekundäre Pflanzenstoffe, die generell in verschiedensten Formen in Obst und Gemüse (und Schokolade!) enthalten sind, und gelten als antioxidativ. Das bedeutet, dass sie die gesundheitsschädigenden Wirkungen aggressiver Sauerstoffradikale in einem gewissen Ausmaß neutralisieren können.[2] – Vereinfacht dargestellt sind das Moleküle, denen durch Stoffwechselreaktionen oder Schadstoffe ein Elektron entrissen wurde. Unter anderem sollen die im Wein enthaltenen sekundären Pflanzenstoffe das böse LDL-Cholesterin im Blut vor Oxidation schützen können und so Arteriosklerose und in der Folge Verengungen der Arterien vorbeugen. Zudem sollen sie das Verklumpen von Blutplättchen und damit die Gefahr von Blutgerinnseln, also Thrombosen, vermindern.[3]

Schutzmechanismus unklar

Wer jetzt vorhat, Rotwein in rauen Mengen als Schutz vor Herzinfarkt zu trinken, muss enttäuscht werden. Denn so eindeutig konnte seine günstige Wirkung wissenschaftlich nicht belegt werden.[4]

Andere Forschungsarbeiten zeigen zwar statistisch betrachtet einen Zusammenhang zwischen mäßigem Alkoholkonsum und einem geringeren Risiko für Herz-Kreislauf-Erkrankungen. Allerdings spielt es dabei keine Rolle, ob Wein, Bier oder Schnaps getrunken wird.

Insgesamt dürfte Alkohol in geringen Mengen also wohl nicht gesundheitsschädlich sein, und eventuell ist er sogar gesundheitsförderlich. Somit müssen sich auch fitnessbe-

24 Kalorien- und Alkoholgehalt

- In der Diskussion über Suchtgefahr meist vergessen, aber durchaus wirksam: der Kalorien- und Alkoholgehalt alkoholischer Getränke (Durchschnittsangaben)[5]

Getränk	kcal/l	Alkohol g/l
Vollbier, hell	390	35
Rotwein, leicht	650	80
Rotwein, schwer	775	95
Weißwein	700	85
Sekt	836	90
Weinbrand	2400	330

- Bier hat zwar pro Liter weniger Kalorien als Wein, wird jedoch meist in größeren Mengen getrunken.

Wenn in der Praxis der Biertrinker eine Halbe trinkt (= 195 kcal), trinkt der Weintrinker meist ein Vierterl (= 163 kcal). Ein Achterl leichter Rotwein hat rund 81 kcal, ein Seiterl Vollbier hingegen 130 kcal. Ob wohl daher der Bierbauch kommt?

wusste Menschen ein kleines Gläschen von Zeit zu Zeit nicht völlig verbieten. Die möglichen positiven Effekte von Alkohol können jedoch nicht eindeutig zugeordnet werden, die negativen wie etwa Abhängigkeit sind aber mit Sicherheit bekannt. Außerdem können bereits geringe Alkoholdosen die Muskelleistung mindern.[6]

Die Ernährungsgesellschaften in Österreich, Deutschland und der Schweiz haben sich deshalb auf folgende Empfehlung geeinigt:

Für Männer beträgt die »maximal gesundheitlich noch verträgliche Alkoholzufuhr« höchstens 20 Gramm pro Tag. Das entspricht einem halben Liter Bier, einem Viertel Wein oder 6 cl (= sechs Hundertstel Liter Weinbrand).

Für Frauen gelten nur zehn Gramm als ratsam, das heißt genau die Hälfte. Auch diese Mengen sollten jedoch nicht unbedingt täglich genossen werden.

Kinder, Jugendliche und Schwangere sowie Personen, in deren Familie Alkoholismus und bestimmte Krebserkrankungen aufgetreten sind, sollten ohnehin Verzicht üben.[7]

25 Kaffee – ein Tabu für Sportler?

Koffein stört den Flüssigkeitshaushalt des Körpers nicht!

Kaffee gilt als kleine Ernährungssünde, die man sich trotz der angeblichen schädlichen Wirkungen im Alltagsstress gerne vergönnt – bekanntlich geben erst die Verbote einigen Dingen hin und wieder ihren richtigen Reiz ... Möglicherweise müssen wir uns aber einen anderen Tabubruch einfallen lassen, um den Reiz des Verbotenen zu kosten, denn wie sich nach und nach herausstellt, ist Kaffee gar nicht so pfui, wie sein Ruf vermuten lässt – eigentlich schade.

Die Flüssigkeitsbalance bleibt im Gleichgewicht

Nach neuesten Erkenntnissen ist etwa nicht zwingend notwendig, zu jeder Tasse Kaffee ein Glas Wasser zu trinken. »Die Meinung, dass Kaffee dem Körper Wasser entzieht, beruht auf falsch interpretierten Daten früherer Studien«, sagt Antje Gahl, Ernährungswissenschaftlerin und Sprecherin der Deutschen Gesellschaft für Ernährung (DGE) in Bonn. Koffeinhaltige Getränke sind in der Flüssigkeitsbilanz des Körpers wie jedes andere Getränk zu behandeln. Kaffee steigere zwar die Urinproduktion, aber der Körper scheide auch vermehrt Natrium aus – und solange sich das Verhältnis nicht verschlechtert, ist der Flüssigkeitshaushalt grundsätzlich im Gleichgewicht. Das zeige sich auch daran, dass Wasser, das mit dem Kaffee gleichzeitig getrunken wird, innerhalb eineinhalb Stunden wieder ausgeschieden wird.[1]

Außerdem dürfte der scheinbar wasserentziehende Effekt nur nach vorheriger längerer Kaffeeabstinenz eintreten und sich der Körper rasch darauf einstellen.[2] Auch andere gepflegte Mythen müssen offenbar hinterfragt werden: So gibt es den gerne behaupteten Einfluss von Kaffee auf den Cholesterinspiegel lediglich bei gekochtem Kaffee bzw. Espresso, aber nicht bei Filterkaffee[3] – und das nur bei einer hohen Menge ab fünf Tassen pro Tag (Erhöhung von Gesamt- und LDL-Cholesterin). Auch die blutdrucksteigernde Wirkung wird überschätzt[4], selbst mit Magenbeschwerden kann Kaffee nicht automatisch assoziiert werden (sehr wohl aber mit Sodbrennen).[5]

Auch positive Wirkungen untersucht

Dagegen lassen sich in der Literatur einige Beispiele finden, bei denen Kaffee sogar eine durchaus positive Wirkung zugeschrieben wird. Das reicht von einer möglichen krebsvorbeugenden Wirkung – jedoch hier wahrscheinlich nur durch ungefilterten Kaffee[6] – bis hin zu einem Schutz vor Diabetes bei Frauen.[7] Bevor Sie sich allerdings nun mit dem braunen Getränk »vollschlempern«, in der Annahme, einen neuen Jungbrunnen entdeckt zu haben: Einige Risikofaktoren bleiben bestehen, vor allem der vermutete Einfluss auf rheumatoide Arthritis und den Homocysteinspiegel und damit KHK-Risikofaktor.[8]

So machen Sie es richtig

- **3 bis 5 Tassen pro Tag**
  gelten als durchaus verträglich. Vorsicht während der Schwangerschaft: Koffein kann durch die Plazentaschranke treten (eventuell vermindertes Geburtsgewicht, Eisenmangel).
- **Die Röststoffe des Kaffees**
  steigern die Säureproduktion im Magen (Sodbrennen). Die Wirkung hängt vom Röstgrad ab. Stärker bei Kaffee mit Milch, weil die Verweildauer im Magen steigt!
- **Aufputschmittel**
  Die Wirkung einer Tasse Kaffee kann nicht durch weiteres Kaffeetrinken gesteigert werden. Im Gegenteil: Durch übermäßigen Konsum können Konzentrationsschwäche, Gedankenflucht, Fahrigkeit, Nervosität, Herzklopfen und Schlaflosigkeit auftreten.

Was kann Koffein?[9]

Die anregende Wirkung von Kaffee ist auf das Koffein zurückzuführen, das im Stoffwechsel vieler Pflanzen (Schutzfunktion vor Fressfeinden und Parasiten) entsteht und in höheren Dosen als Nervengift wirkt. Es blockiert die Adenosinrezeptoren, wodurch die eigentlich entspannende Wirkung von Adenosin verzögert und der Organismus in eine verlängerte Aktionsphase versetzt wird.

Die für den Menschen tödliche Koffeindosis liegt bei elf

Gramm Reinsubstanz – das ist mit koffeinhaltigen Getränken nicht erreichbar. Kaffee wurde 2004 versuchsweise von der internationalen Dopingliste gestrichen. Ein Monitoring-Programm soll die Auswirkungen der Freigabe beobachten.

Je nach Sorte und Stärke enthält eine Tasse Kaffee 50–150 mg Koffein. Eine halbe bis dreiviertel Stunde nach dem Genuss ist die höchste Koffeinkonzentration im Blut erreicht. Bis zu zwei Stunden lang hält sich dieser hohe Pegel, dann beginnt der Abtransport und Abbau des Koffeins in der Leber.

26 Schokolade – die dunkle Seite der Macht?

In Maßen genossen heben die positiven Einflüsse die bekannten negativen physischen Auswirkungen auf

Kaum ein Lebensmittel, das so kontrovers diskutiert wird und über das so viele Studien existieren wie die Schokolade. Nach Jahren der Verteufelung scheint gerade die Rehabilitation des alten Genussmittels im Gange zu sein. Psychologen benennen Verbotsübertretungen (und das darauf folgende schlechte Gewissen) als eigentliche Ursache für negative Wirkungen von Schokolade. Es ist an der Zeit, dem maßvollen Schokoladekonsum das schlechte Gewissen zu nehmen.

Die guten Seiten der dunklen Macht

Schokolade ist reich an sekundären Pflanzenstoffen, den so genannten Flavonoiden. Diese wirken antioxidativ und schützen Zellen vor aggressiven Sauerstoffradikalen.[1] Dabei wird auch das LDL-Cholesterin im Blut vor Oxidation geschützt. Außerdem wirken Flavonoide wahrscheinlich entzündungshemmend. Beides bremst die arterielle Plaquebildung und schützt somit möglicherweise vor Herzinfarkt.[2]

Kakao übertrumpft im Flavonoidgehalt übrigens Rotwein, grünen und schwarzen Tee.[3]

Einfluss auf den Blutdruck

Eine Pilotstudie der Universität Köln[4] zeigt, dass (zumindest dunkle) Schokolade auf den Blutdruck Einfluss haben kann. 13 ältere Personen mit isolierter systolischer Hypertonie verbesserten nach zweiwöchigem täglichen Konsum einer ganzen Tafel Schokolade geringfügig ihre Werte – allerdings nicht dauerhaft. Und: Die Schokolade wurde nicht zusätzlich gegessen, sondern auf der anderen Seite wurden Lebensmittel im selben Kalorienausmaß wieder eingespart. Auch als Stimmungsaufheller scheint die süße Versuchung einsetzbar zu sein. Sogar Babys kamen zufriedener auf die Welt, wenn die Mütter in der Schwangerschaft Schokolade naschten.[5]

Andere Wissenschaftler halten diesen, vor allem die Lebensmittelindustrie glücklich machenden Forschungsergebnissen allerdings immer noch einiges entgegen. So machen auch andere kohlenhydratreiche Lebensmittel glücklich – nur weniger dick, sagt die Gesellschaft für Ernährungsmedizin und Diätetik in Bad Aachen. Das dafür verantwortliche Glückshormon Serotonin wird durch den Zucker in Obst, Trockenfrüchten, Vollkornprodukten und dergleichen ebenso günstig beeinflusst.[6]

Migräne durch Schokolade?

Schokolade wird außerdem auch eine Migräne auslösende Wirkung nachgesagt.[7] Und sie enthält pharmakologisch

So machen Sie es richtig

- **Flavonoide**

  Bitterschokoladen enthalten besonders hohe Mengen jener Wirkstoffe (Flavonoide), denen eine positive Wirkung auf Herz-Kreislauf-Funktionen nachgesagt wird. Neben Obst und Gemüse kann daher gelegentlich ein Stück (dunkle) Schokolade zur Versorgung mit gesundheitsfördernden Flavonoiden beitragen, ohne dass schlechtes Gewissen damit verbunden sein muss.[8]

- **Hoher Fett- und Kaloriengehalt**

  Der hohe Fett- und damit Kaloriengehalt von Schokolade sowie ihre unbestritten Karies fördernde Wirkung erlauben keine Empfehlung als gesundheitsförderndes Lebensmittel.

- **Die »Schokoladensucht«**

  Ein Verlangen nach Schokolade (von manchen als »Sucht« bezeichnet) hängt wahrscheinlich von verschiedenen Faktoren ab: dem Zuckergehalt, dem angenehmen Mundgefühl (zarter Schmelz) und dem guten Geschmack.[8] Eine »Schokoladensucht« im medizinischen Sinn konnte bislang nicht nachgewiesen werden.

- **Stimmungsaufheller**

  Die stimmungsaufhellende Wirkung ist vor allem auf den Kohlenhydrat-, also Zuckergehalt von Schokolade zurückzuführen. Dafür eignen sich Obst, Brot und Nudeln – bei deutlich weniger Gesamtkalorien – ebenso.

aktive Substanzen, die immer wieder für Schlagzeilen wie »Schokolade mit Haschisch-Wirkung« sorgen. Wissenschaftler zweifeln allerdings daran, ob die bei Labormäusen beobachteten Wirkungen überhaupt auf den Menschen übertragbar sind.[9]

Weil diese Substanzen in so geringer Menge vorkommen (Wirkung erst zwischen 7000 und 12000 Tafeln Schokolade!), dürfte der scheinbar »süchtig« machende Charakter eher psychologischer Natur sein: Der funktionierende Regelkreis rund um Stimmungstief, angenehmem Mundgefühl und Glückshormonausschüttung lässt den maßvollen Konsum für manche zu einem inneren Entscheidungskampf werden. Trotz gesundheitsfördernder Inhaltsstoffe wird also kein »Health Food« aus der Schokolade. Dafür ist auch ihr Kalorien- und Fettgehalt zu hoch. Schokolade ist kariesfördernd und – im Übermaß genossen – dick machend. Um die Wirkung einer einzigen 100g-Tafel Schokolade von ca. 500 Kilokalorien wieder wettzumachen, müsste man rund eine Stunde lang laufen.

Das mit der Schokolade scheint also so zu sein wie mit Partnern in einer komplizierten Beziehung: Miteinander gehts nicht, aber ohneeinander schon gar nicht.

27 Salz verursacht Bluthochdruck?

Der Verzicht auf Würze bringt für Gesunde keinen Vorteil

Sie würgen geschmacklose Mahlzeiten hinunter, weil Sie aus Angst vor hohem Blutdruck den Salzstreuer verräumt haben? Okay, gehen Sie gegen Bluthochdruck vor (der bedeutendste Risikofaktor für Schlaganfall und Hirnblutungen), aber holen Sie den Salzstreuer wieder heraus.
Denn die Behauptung, zu viel Salz wäre für Bluthochdruck verantwortlich, ist nach aktuellem Stand der Wissenschaft ein Mythos, mehr nicht.

Der Zusammenhang klingt nur scheinbar plausibel: Salz, Natriumchlorid, hat die chemische Eigenschaft, Wasser zu binden – auch im Blut. Mehr Wasser bedeutet dann mehr Blutvolumen und damit zwangsweise einen höheren Blutdruck.

Doch zum Leid mancher Wissenschaftler und zu unserem gesundheitlichen Vorteil verfügt der Körper über ein ausgeklügeltes System zur Regulierung von Flüssigkeitshaushalt und Blutdruck – auch im Zusammenhang mit dem Salzkonsum. Die wissenschaftlichen Experten kiefeln nicht zuletzt deswegen immer noch an dem populären Umkehrschluss, dass salzarme Ernährung Bluthochdruck vorbeuge.

Laut Studien kann sie das bei Personen mit normalem Blutdruck in keinem nennenswerten Ausmaß[1, 2], und sie

So machen Sie es richtig

- Für Gesunde sind etwa sechs bis zehn Gramm Salz pro Tag durchaus bekömmlich.[3, 4] Ein Wert, der nach österreichischen und deutschen Ernährungserhebungen[5, 6] trotz anders lautender Volksmeinung nicht überschritten wird: In beiden Ländern verzehren die Männer im Durchschnitt rund acht Gramm Salz pro Tag und die Frauen sogar nur sechs Gramm, rund drei Viertel davon aus verarbeiteter Ware und Fertiggerichten, insbesondere aus Fleisch- und Wurstwaren – und nicht aus dem Salzstreuer.

hat auch keinen Einfluss auf das Risiko für Herz-Kreislauf-Erkrankungen.[7]

Anders ist es hingegen bei Hypertonikern, also Personen, die bereits an hohem Blutdruck leiden. Hier kann eine salzarme Kost tatsächlich den Blutdruck und das Risiko für Herz-Kreislauf-Erkrankungen reduzieren. Aber auch da gibt es anscheinend mehr oder weniger »salzsensitive« Hypertoniker – aber keine kostengünstigen und einfachen Methoden, um dies auszutesten. Ein Versuch mit salzarmer Kost kann sich aber auszahlen.[8, 9, 10]

28 Fünf Mahlzeiten am Tag sind optimal?

Es gibt keine allgemeinen Regeln für den Mahlzeitenrhythmus

Wie oft machen Sie's – also, Essen?
Gleich ob Ernährungsforen im Internet, Lifestyle-Magazine oder der Tratsch unter Freundinnen: Geheimtipps über die richtige Frequenz – der Nahrungsaufnahme – bleiben im Bewusstsein verunsicherter Konsumenten haften wie eingetrocknete Eierspeise am Hemdkragen: Fünfmal am Tag ist optimal, so lautet die häufigst zitierte Regel für den Mahlzeitenrhythmus. Doch in Wahrheit gibt es – so wie in vielen Bereichen der Forschungstätigkeit zu Essen und Trinken – für gesunde Menschen leider keine abgesicherte wissenschaftliche Grundlage für eine derart strikte Verhaltensmaßnahme.

Die Deutsche Gesellschaft für Ernährung (DGE) stellt denn auch klipp und klar fest, dass »es keine allgemein gültige Empfehlung für die Häufigkeit der Mahlzeitenaufnahme« gibt.[1] Die Österreichische Gesellschaft für Ernährung (ÖGE) steht in dieser Frage nicht zurück und bemerkt zum selben Thema: »... ob man seltener oder häufiger isst, bleibt eine persönliche Entscheidung«[2].

Kein Einfluss auf das Gewicht

Die vorliegenden Forschungsarbeiten zum Thema »Mahlzeitenhäufigkeit« lassen schlicht keinen anderen verbindlichen Schluss zu, sosehr sich auch verunsicherte Konsumenten gerne an eine klare Empfehlung klammern würden. Sie müssen enttäuscht werden. Bei einer in England durchgeführten Studie, bei der übergewichtige Männer und Frauen eine 800-Kilokalorien-Diät in einer, drei oder fünf Portionen zu sich nahmen, gab es »keinen Hinweis darauf, dass die Mahlzeitenhäufigkeit … einen Einfluss auf die Gewichtsabnahme hat«[3].

Bei einer weiteren Untersuchung am renommierten King's College in London wurden in mehreren Vergleichsgruppen sehr unterschiedliche »Ess-Frequenzen« getestet. Neben einer Verteilung derselben Nahrungsenergie auf zwei oder sechs Mahlzeiten wurden auch die Effekte von Knabbern während des Tagesverlaufs sowie einer mehrstündigen morgendlichen Esspause überprüft. Das Resümee der britischen Forscher: »… kurzfristig haben weder die Mahlzeitenhäufigkeit noch Fasten einen wesentlichen Einfluss auf die Energieaufnahme und den -verbrauch«[4].

Widersprüchliche Weisheiten

Freilich gibt es auch ernährungswissenschaftliche Erhebungen, die genau das Gegenteil des oben Gesagten nahelegen. Dazu zählt etwa eine Forschungsarbeit der Universität Maastricht in den Niederlanden, an der laut Angaben der Stu-

Dann doch lieber dreimal essen …

… aber anständig, ist eine Alternative, die sich manchem angesichts des unsicheren Erkenntnisstandes über die Vorteile von fünf Mahlzeiten aufdrängen könnte. Doch leider: dafür spricht aus wissenschaftlicher Warte noch weniger. Laut der Deutschen Gesellschaft für Ernährung (DGE) gibt es generell »keine Studien, die Vorteile einer niedrigeren Mahlzeitenfrequenz aufzeigen«.

Diabetiker

Und für Typ-2-Diabetiker gilt eine erhöhte Mahlzeitenfrequenz der DGE zufolge sogar als ein »Eckpfeiler der Therapie«. – Beim so genannten »insulinpflichtigen« Typ-1-Diabetes produziert die Bauchspeicheldrüse das für den Transport von Blutzucker in die Zellen notwendige Insulin in zu geringem Ausmaß oder gar nicht, und das Hormon muss von außen zugeführt werden.

▸ »Alterszucker«

Im Unterschied dazu sprechen bei der so genannten »Alterszuckerkrankheit« oder dem Typ-2-Diabetes zunächst nur bestimmte Stoffwechselzellen nicht mehr ausreichend auf das im Körper erzeugte Insulin an. Die vermehrten Essenszeiten sollen dann dafür sorgen, dass insgesamt während eines Tages das durchschnittliche Blutzuckerniveau und auch die damit in Zusammenhang stehende Insulinausschüttung verringert werden.

dienleiter »20 gesunde, normalgewichtige junge Männer zwischen 18 und 31 Jahren« teilnahmen.[5] Bei dem Test wurde beobachtet, dass diejenigen der schlanken Herren aus Holland, die gewöhnlich relativ häufig essen, im Tagesverlauf weniger an Hungergefühlen litten. Deshalb nahmen sie auch insgesamt während eines Tages im Durchschnitt weniger Nahrung zu sich als die Vergleichspersonen, die seltener zu speisen pflegten. Andererseits gibt es laut der Deutschen Gesellschaft für Ernährung wiederum Belege dafür, »dass Personen, die häufig ›Snacks‹ zu sich nehmen, auch dazu neigen, generell mehr zu essen«.

»Aus dem Bauch heraus« entscheiden

Die widersprüchlichen Weisheiten der Wissenschaft belassen Last und Freude der Entscheidung wie schon eingangs erwähnt letztlich ganz beim Konsumenten. Der darf auf die Signale seines Körpers hören und kann »aus dem Bauch heraus« zwischen zwei, drei, vier oder mehreren Mahlzeiten die ihm gemäße Wahl treffen, immer vorausgesetzt, die Gesamtkalorienzufuhr bleibt gleich. Wie diese ausfällt, wird übrigens auch von der Veranlagung bestimmt. Denn – um nochmals eine wissenschaftliche Arbeit zu zitieren – die Art und Weise, wie gegessen wird, »hängt in moderatem Ausmaß auch von genetischen Faktoren« ab.

So können Sie feststellen, welcher Mahlzeitenrhythmus für Sie persönlich richtig ist

Führen Sie einige Tage lang ein Ess-und-Trinkprotokoll. Notieren Sie zu jeder Mahlzeit, auch wenn sie noch so klein ist, Uhrzeit und Ort. So machen Sie sich Ihren persönlichen Mahlzeitenrhythmus bewusst.

Variieren Sie an einigen Tagen bewusst die Mahlzeitenhäufigkeit, und beobachten Sie sich. Notieren Sie im Protokoll, wann Hunger- oder sogar Heißhungergefühle auftreten.

Wenn Sie zu jenen Personen gehören, die – beispielsweise aus beruflichen Gründen – nur zwei- oder dreimal am Tag essen, bauen Sie eine Woche lang kleine (!) Zwischenmahlzeiten vor- und nachmittags ein. Beobachten Sie, ob sich Ihre Leistungs- und Konzentrationsfähigkeit verändern.

Tipps für Zwischenmahlzeiten

Ein Stück Obst; ein Glas Milch, Buttermilch oder Trinkjoghurt; eine Scheibe (Vollkorn-)Brot mit magerem Schinken und Tomatenscheiben oder mit fettarmem Käse und Paprika; ein Becher (Frucht-)Joghurt; eine Hand voll Gemüsesticks und Kräuterdip zum Eintunken.

UNNÖTIG – ABER TEUER

Mit Hilfsmitteln zu Fitness und Wohlbefinden

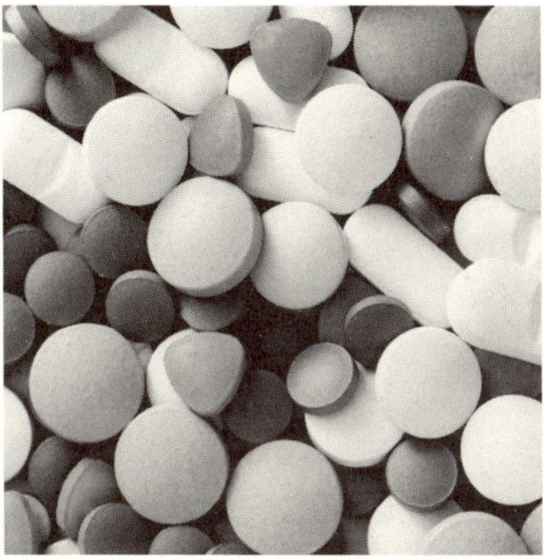

Es scheint auch entwicklungsgeschichtlich betrachtet eine Grundanlage des Menschen zu sein, sich Verfahren und Prozesse erleichtern zu wollen. Vom ersten Steinwerkzeug über die Dampfmaschine bis hin zum Internet. Die Fitnessindustrie hat also ein leichtes Spiel, wenn es darum geht, sportbegeisterten Menschen diverse »Abkürzungen« zur Leistungsfähigkeit unterzujubeln. Lassen uns die Gene darauf reinfallen, wenn Sportlerriegel Fitness zum Abbeißen versprechen, probiotische Nahrungsmittel die Widerstandskraft stärken und Powerpillen die Muskeln wachsen lassen sollen? Also statt langwierigem Training ein Wundermittel, das den notwendigen Aufwand für Fitness auf das Schlucken einer Pille reduziert?

Dieses Kapitel widmet sich einer Reihe von Zusatzprodukten, ohne die der Fitnessbegeisterte heutzutage scheinbar nicht mehr auskommen kann. Und derer gibt es zuhauf. Deren Hersteller rechnen alle mit einem simplen mechanistischen Aberglauben an die Wunderwelt der Industrie: Alles ist machbar. Prozesse, die auf natürlichem Weg Monate dauern, sollen abgekürzt werden. Zeit ist Geld, lautet die Devise. Auf skurrile Weise jenes Geld, das in vielen Fällen gleich wieder für die vorgebliche Zeitersparnis ausgegeben wird. Soll heißen: Die Investitionen in künstliche Hilfsmittel zur Steigerung der Fitness sind in den meisten Fällen hinausgeschmissenes Geld.

Die Industrie hat natürlich wenig Interesse, diesen Zirkel aufzulösen. Auch wenn die Fitnessindustrie Mechanismen aus dem Leistungssport – wo es um die Steigerung der Leistungsfähigkeit über ein Fitnessniveau hinausgeht, also alles andere als gesund ist – auf die Ebene der Hobbysportler überträgt, wird über so manche Unvereinbarkeit gerne hinweggesehen.

Ähnliches gilt für Verfahren aus dem medizinischen Bereich: Was pathologische Defizite beseitigen hilft, muss nicht unbedingt Fitnessmängel bei Gesunden ausgleichen – wird aber des Öfteren behauptet. Das ist etwa so, wie wenn man sich mit einem Allradjeep Vorteile im Großstadtverkehr verspricht.

Wer sich im Fitnessbereich methodisch überversorgt (oder überversorgen lässt), sollte dies zumindest im Wissen um die Selbsttäuschung dabei tun. Damit der einzige daraus resultierende wirklich plausible Effekt – Motivationsförderung – nicht in Überforderung umschlägt.

29 30 Kommt die Kraft aus der Dose?

Nahrungsergänzungsmittel machen müde Muskeln nicht munter!

Sie sind keine Anabolika und nicht verboten, aber für den Breitensportler meist wirkungslos: Muskelaufbaupräparate, leistungssteigernde Sportlernahrung, Nahrungsergänzungsmittel. Doch wenn sie wirken, können sie gefährlich sein: Die Ernährungswissenschaft ist zum Einsatz von Powerpillen, -pulvern und -säften im Breitensport mit Wettkampfcharakter äußerst skeptisch – die Fitnessindustrie freut sich hingegen über zusätzliche Requisiten zur Inszenierung des (teuer zu bezahlenden) Abenteuers Fitness.

Der Graumarkt ist groß

Übers Internet, in Fitnesscentern, in Sportverbänden werden in Österreich geschätzte 30 000 bis 35 000 verschiedene Produkte zur Leistungssteigerung vertrieben – und damit sind nicht die grundsätzlich illegalen Prohormone und Anabolika gemeint. Genaue Umsatzzahlen gibt es nicht, die Schätzungen reichen von 100 Millionen Euro in Deutschland bis eine Milliarde in Österreich.

Das meiste davon ist nicht definitiv verboten, aber für Breitensportler hinausgeschmissenes Geld, meint auch der Fachverbandsobmann der Freizeitbetriebe der Wirtschaftskammer Österreichs und Geschäftsführer des Fitnesscenters Manhatten in Wien, Wolfgang Span: »Ich halte das

30 Die überschätzten Zusatzstoffe

L-Carnitin

L-Carnitin dient Fettsäuren im Organismus als »Taxi« zum Ort der Verbrennung (in die Mitochondrien). Aber: L-Carnitin wird dabei nicht verbraucht – hat das »Taxi« seine »Fahrgäste« (die Fettsäuren) am Ort der Fettverbrennung abgeliefert, »fährt« es wieder retour und kann neue Fettsäuren aufnehmen. L-Carnitin ist außerdem bei der Fettverbrennung nicht der geschwindigkeitsbestimmende Stoff, und der Körper kann es zudem selbst herstellen. Ein sportbedingter Mangel bzw. eine Ankurbelung von Ausdauerleistung und Fettverbrennung konnte für Carnitin bislang nicht wissenschaftlich belegt werden.

Kreatin

Nach derzeitigem Wissensstand kann durch eine Kreatinsupplementierung nur bei wiederholten maximalen Kurzzeit-Belastungen die Leistungsfähigkeit beeinflusst werden. Im Ausdauerbereich sind keine Effekte zu erwarten. Nebenwirkungen können starke Wassereinlagerungen im Muskel, ein erhöhtes Verletzungsrisiko oder Durchfälle sein.

CLA = konjugierte Linolsäuren

In Zell- und Tierversuchen konnten viel versprechende Wirkungen von CLA beobachtet werden: krebshemmend, antioxidativ, antithrombotisch, verminderter Körperfettansatz. Die Umlegung auf den Menschen kann jedoch nicht 1:1 erfolgen. Ergebnisse aus Humanstudien sind derzeit noch sehr begrenzt und widersprüchlich. Zurzeit kann man für eine CLA-Supplementierung keine definitiven Empfehlungen geben. Die Verwendung für Breitensportler ist nach aktuellem Wissensstand daher nicht sinnvoll.

Magnesium

Wenn man sich entsprechend den Empfehlungen der Ernährungsgesellschaften ernährt, ist man in der Regel ausreichend mit Magnesium versorgt. In bestimmten Situationen, wie etwa leistungsorientiertem Sport, kann es zu einer suboptimalen Magnesiumversorgung kommen. Wenn man öfter unter Muskelkrämpfen leidet, kann eine Ernährungsberatung sinnvoll sein, um die Magnesiumaufnahme anhand der individuellen Ess- und Trinkgewohnheiten abzuschätzen. Bei Überdosierung können Durchfall oder Magen-Darm-Krämpfe auftreten, im Extremfall sogar Lähmungserscheinungen. Bei ausreichender Versorgung gibt es übrigens keine Hinweise auf eine leistungssteigernde Wirkung.

Kohlenhydratkonzentrate

Grundsätzlich ist für Sportler eine Zufuhr von Kohlenhydraten in Form der üblichen KH-reichen Lebensmittel (Nudeln, Brot, Erdäpfel, Bananen …) ausreichend. Lediglich während einer Belastung mit hohem Energieaufwand ab einer Dauer von ein bis drei Stunden (z. B. Bergtour, Cross-Country, Radrennen) ist der Einsatz von kohlenhydrathaltigen Getränken sinnvoll. Bei Marathonläufern z. B. reichen die Kohlenhydratreserven (= Glykogen) in Muskulatur und Leber für die benötigten 2500 bis 5000 kcal nicht aus. Je trainierter allerdings der Läufer ist, desto höher ist der Anteil der Fettverbrennung an der Energiegewinnung, und die Kohlenhydratspeicher werden geschont. Bei Breitensportlern sind gespritzte Fruchtsäfte (Verdünnung ca. 1:3) ausreichend. Spezielle Sportlergetränke (z. B. mit leicht verfügbarem Maltodextrin als KH-Quelle) sind erst im Leistungssportbereich sinnvoll.

BCAA

Bestimmten Aminosäuren (= Eiweißbausteine), den so genannten verzweigtkettigen Aminosäuren Valin, Leucin und Isoleucin, wird eine Bedeutung bei Langzeit-Ausdauerleistungen zur Ermüdungsverzögerung beigemessen. Allerdings sind die veröffentlichten wissenschaftlichen Daten zu diesen spezifischen Wirkungen teilweise widerspüchlich und aufgrund der niedrigen Evidenzstufe (Beweiskraft) mit Vorsicht zu genießen. Für Breitensportler sind entsprechende Supplemente weder notwendig noch sinnvoll, ihr Eiweißbedarf wird durch die Nahrung gedeckt.

L-Glutamin
L-Glutamin wird eine spezifische Wirkung in der lokalen und systemischen Immunabwehr sowie ein regenerationsfördernder Effekt nachgesagt. Hier gilt dasselbe wie bei den BCAA: Die Datenlage ist mager, für Breitensportler nicht sinnvoll.

meiste für reine Scharlatanerie.« Die Produkte wirken erst ab einem bestimmten Trainingsumfang, haben komplexe Wechselwirkungen oder ziehen gar einen Rattenschwanz an Nebenwirkungen hinter sich her.

Der gewohnte Blick auf die Etikette reicht leider nicht aus

Viele Hersteller von Sportlernahrung etwa deklarieren die Inhaltsstoffe auf dem Etikett nur rudimentär.[1] Mit »gutem« Grund, ist doch die »Verschmutzung« an sich legaler Sportlernahrung durch Prohormone und Anabolika keine Seltenheit.

Eine Untersuchung der renommierten Deutschen Sporthochschule in Köln[2] zeigte vor einem Jahr, »dass (durchschnittlich) 15 Prozent aller nicht hormonellen Nahrungsergänzungsmittel (NEM) wie z. B. Vitamine, Mineralien, Kreatin etc. verbotene anabole Steroide enthielten, die nicht auf dem Etikett angegeben waren«. Studienautor Hans Geyer: »Das ist ein krimineller Akt: Die Einnahme solcher Produkte ruft ernsthafte Nebenwirkungen und gesundheitliche Schädigungen hervor.« Laut Studie waren in Österreich sogar 22,7 Prozent der untersuchten Proben verschmutzt, der zweitschlechteste Wert der 13 untersuchten Länder. Das korrespondiert mit einer Untersuchung (22 Prozent) des österreichischen Anti-Doping-Labors des Forschungszentrums Seibersdorf.[3] Szenekenner vermuten, dass die Verunreinigungen den Herstellern nicht zufällig passieren, sondern ganz bewusst die Wirkung der sonst oft wirkungslosen Inhaltsstoffe erhöhen sollen. Jene NEM-Hersteller, die sich lückenlos testen lassen, finden sich auf der Homepage des Instituts für medizinische und sportwissenschaftliche Beratung (IMSB): www.imsb.at.

Achten Sie bei der Sportlernahrung auf das Herkunftsland

So geht man etwa in Deutschland bezüglich Grenzwerten in Sportlernahrung von den Empfehlungen der Deutschen Gesellschaft für Ernährung (DGE) aus. Diese sind allerdings lediglich Mindestmengen für die Wirksamkeit von Inhaltsstoffen. Die Folgen: Das Produkt ist wirkungslos, wenn die Inhaltsstoffe nicht in reinster Qualität enthalten sind.

Reinste Qualität bedeutet allerdings auch hohe Kosten – das spricht gegen Nahrungsergänzungsmittel, die zu Kampfpreisen in Supermärkten vertrieben werden. Ganz anders ist die Situation in den USA oder den ehemaligen Ostblockstaaten: Dort liegt der Grenzwert für Inhaltsstoffe bei Lebensmitteln um den Faktor zehn über dem in Deutschland und Österreich.

Nahrungsergänzungsmittel werden öffentlich nicht kontrolliert

Es sind auch keine Tests öffentlicher Stellen vorgeschrieben, bevor sie in den Verkehr gelangen. Eigentlich sind NEM Nahrungsmittel, die Hersteller müssen also keine klinischen Studien über Wirkungsweise oder Sicherheit vorlegen. Das gilt auch dann, wenn sie über Apotheken oder Ärzte vertrieben werden. Der Grund ist eine Gesetzeslücke: Seit einem Jahr genügt die formlose Sendung eines Verpackungsetiketts an das Gesundheitsministerium zur Anmeldung des Vertriebs eines bestimmten Produkts in Österreich. Keine weiteren Nachfragen. Der Wildwuchs ist enorm, klagen Konsumentenschützer.

31 Ständig sauer ohne Basenpulver?

Eine gesunde Ernährung regelt den Säurehaushalt alleine!

Es klingt so einfach und logisch – sauer muss einfach krank machen. Und wer dann etwas Basisches dazutut, neutralisiert alles, und die Welt wird wieder gut. Von A wie »Aromen« bis Z wie »zurückgehaltene Winde«, all das kann nach Meinung von Vertretern der Übersäuerungstheorie zu einer übermäßigen Säurebelastung des Gewebes führen.

Und weil der Wirkungsglaube der Menschen beinahe so groß ist wie ihre Trägheit, finden so genannte Basenmittel immer größeren Absatz, da sie rasch und einfach Ausgleich versprechen.

Allerdings: Bis auf pathologische Fälle, wie echte Krankheiten oder Mangelerscheinungen im hohen Alter, so versuchen immer mehr Ernährungswissenschaftler klarzustellen, sind Basenpulver schlicht hinausgeschmissenes Geld.[1]

Selbstregulation mit vier Körperfunktionen

Mehrere Mechanismen setzt der Körper selbst ein, um den Säure-Basen-Haushalt zu regulieren: über die Niere, bestimmte Zellbestandteile, ph-Puffer im Blut und die Ausscheidung von Kohlendioxid über die Lunge (Atmung). Wer etwa abwechslungsreich isst, hat einen täglichen Säureüberschuss von ca. 50 bis 80 mmol. Fast-Food-Esser und Gemüseverweigerer produzieren einen Säureüberschuss

Basisch, sauer oder neutral?

Früchte und Säfte	–3,1
Gemüse	–2,8
Getränke mit niedrigem Phosphatgehalt	–1,7
Fette und Öle	0
Milch	1,0
Brot	3,5
Nudeln	6,7
Fisch	7,9
Käse	ca. 8,0
Fleisch/-produkte	9,5

Negative Werte deuten auf einen Basenüberschuss hin, positive Werte bedeuten eine Säurebelastung der Niere.

von bis zu 150 mmol täglich. Die maximale Säureausscheidungsfähigkeit der Niere liegt aber bei 300 bis 400 mmol am Tag. Lediglich für Risikogruppen kann der Zusatz von Basenpulver möglicherweise nützlich sein.

Doch wer sich nach den Regeln der ÖGE/DGE ernährt, kann auch hier ganz auf Basenpulver und Co verzichten.[2]

Harnmessungen sind mehr als ungenau

Dabei sind die Übersäuerungsverfechter in der Argumentation oftmals mehr als ungenau: Etwa, wenn die »Übersäuerung« im Muskel mit der »Übersäuerung« des Magens (Sod-

So machen Sie es richtig

- Wer das subjektive Gefühl hat, übersäuert zu sein, kann tatsächlich etwas dagegen tun, ohne tief in die Tasche greifen zu müssen: die Umstellung der Essgewohnheiten. Tatsächlich führen verschiedene Lebensmittel zu einer unterschiedlich starken Säurebelastung der Niere.[3]
- Weg vom Fleisch, hin zu Obst, Gemüse und Salat führt nicht nur zu einer Entlastung des schlechten Gewissens, sondern auch zu einer hohen Zufuhr an Vitaminen, Mineral- und Ballaststoffen sowie sekundären Pflanzenstoffen.
- Gemeinsam mit einer geringeren Energiezufuhr sollte sich das in einem besseren Allgemeinempfinden niederschlagen – auch wenn das wissenschaftliche Säure-Basen-Gleichgewicht des Körpers davon ziemlich unbeeindruckt bleiben dürfte.

brennen) und einer Störung des Säure-Basen-Haushalts im Stoffwechsel gleichgesetzt werden, drei völlig unterschiedliche Dinge. Auch die Heranziehung der pH-Wert-Messung des Harns mittels Teststreifen als Diagnoseparameter der Säurebelastung kann ob seiner Aussagekraft kritisch hinterfragt werden. Einerseits unterliegt der Harn-pH-Wert tageszeitlichen Schwankungen zwischen fünf und acht, also mittelsauer bis schwach basisch. Aber das Wichtigste: Die Säurekonzentration im Harn könnte gerade als Beweis dafür gesehen werden, wie effektiv die im Stoffwechsel anfallenden Säuren aus dem Körper eliminiert werden.

Zudem liegen die Säuren im Harn nicht unbedingt frei, sondern an Puffer gebunden vor und können so durch die pH-Wert-Messung nur teilweise erfasst werden. Außerdem müsste auch der Säuregehalt von Stuhl und Schweiß bestimmt werden, um die Gesamtsäureausscheidung festzustellen. Blutmessungen wiederum ergeben nur den ph-Wert außerhalb der Zellmembranen, viel wichtiger ist jedoch jener innerhalb der Zellwände.[4] Eine generalisierte Aussage über die Übersäuerung des Gesamtorganismus ist also nur durch aufwändige und kostenintensive Untersuchungen (Magnet-Resonanz-Spektroskopie, Mikrodialyse-Techniken) feststellbar.

Ernährungsbedingte Azidose

Obwohl von den Übersäuerungsanhängern eine Reihe nachteiliger Effekte postuliert werden, ist bei kritischer Betrachtung der Literatur lediglich ein unerwünschter Effekt belegt: Eine ernährungsbedingte Azidose (Übersäuerung) baut Kalzium aus dem Knochen ab und führt damit zu einer gesteigerten Kalziumausscheidung über den Harn. Das bedeutet, dass bei diesen Personen Basenpräparate möglicherweise die Kalziumausscheidung verringern können.[5]

Nebenbei: Der Begriff alleine ist irreführend und angstmachend: Denn physikalisch genau genommen liegt selbst der schlechteste durch Ernährung provozierbare ph-Wert des Blutes (so um 7,3 – schon massive Stoffwechselstörungen) im basischen Bereich, sauer wird es erst unter sieben – aber das wäre letal[6].

Was Sie über Basenpulver wissen sollten

- Empfindliche Mägen können schon bei geringen Mengen Durchfall bekommen.
- Sie neutralisieren natürlich auch die wichtige Magensäure, die für die Eiweißverdauung, zur Abwehr von Krankheitserregern und für die Bioverfügbarkeit mancher Nährstoffe (etwa Eisen) benötigt wird.
- Auch teure Produkte weisen oft weder in ihrem Basen- noch in einem etwa zusätzlich angepriesenen Anteil mehr Mineralstoffe bzw. Spurenelemente als in einem halben Liter durchschnittlichen Mineralwassers auf.
- Bei langfristiger Einnahme von Basenpräparaten zusammen mit höher dosierten Kalziumsupplementen und bei gleichzeitig säurereicher Kost kann das Risiko für Kalziumphosphatsteine steigen.
- Wenn eine Nierenfunktionsstörung vorliegt, kann die Ausscheidung der Basen verzögert sein.
- Wenn zu wenig getrunken wird oder Diuretika (entwässernde Mittel) eingenommen werden, kann es zu einem Flüssigkeitsmangel (Dehydratation) kommen. In diesem Fall könnte die chronische Einnahme von Basenpräparaten sogar zu einem Anstieg des ph-Wertes im Plasma führen.
- Bei allen Erkrankungen, die mit einer so genannten metabolischen Alkalose einhergehen, etwa bei chronischem Erbrechen, sind Basenprodukte kontraindiziert.

32 Machen Vitaminpillen fehlende Fitness wett?

Vitaminpillen sind teuer, in der Regel unnötig, manchmal gefährlich!

Wenn es so etwas gibt wie Alleskönner der Ernährung, dann sind es die Vitamine. Denn es gibt fast nichts, was den Nahrungsbestandteilen nicht zugeschrieben oder angedichtet wird. Der nach dem Weltkrieg eingetretene Vitaminmangel durch das Fehlen einer ausgewogenen Ernährung hat seinen Backlash im öffentlichen Bewusstsein noch nicht überwunden. Was damals zu wenig war, wurde der nächsten Generation als Lebensweisheit ins Gegenteil verkehrt mitgegeben. Sogar dass Naschen mit Vitaminen Sinn macht, kann man unserer Generation werblich erfolgreich unterjubeln.

Vitamin als Zauberwort

Die Hersteller von Nahrungsergänzungsmitteln, die Pharmaindustrie, die Marketingexperten machen sich diese geistige Konditionierung natürlich gerne zunutze. Der Zusatz Vitamin auf der Packung verleiht jedem noch so zweifelhaften Produkt beinahe einen medizinischen Anstrich und den Verkaufszahlen einen richtigen Turbo. Zwischen 2000 und 2003 stieg die Anzahl der verkauften Packungen in Deutschland von 45,5 Millionen auf 53,1 Millionen. Im Jahr 2000 wurden Vitamine im Wert von ca. 450 Millionen

Euro produziert (Antibiotika: 100 Millionen Euro), nur drei Millionen Euro davon wurden vom Arzt verordnet.[1] 2003 gaben die Deutschen alleine für Multivitamine mit Mineralstoffen 124 Millionen Euro aus.[2]

Das einzige Wohlergehen allerdings, das die meisten Vitaminpräparate tatsächlich steigern, ist jenes der Productmanager der Pharma- und Nahrungsmittelindustrie. Und wer geschäftlich davon profitiert, hat natürlich kein wie immer geartetes Interesse, das Großstadtmärchen aufzuklären.[3]

Multivitamintabletten schützen nicht vor Herzinfarkt

Auch Schlaganfälle oder gar Krebs, wie es selbst ernannte Gurus und Präparatevertreiber immer wieder behaupten, lassen sich dadurch nicht verhindern. Ernährungsmediziner Andreas Pfeiffer vom Deutschen Institut für Ernährungsforschung und der Uniklinik Benjamin-Franklin in Berlin hat 2003 für das Nachrichtenmagazin »Focus« internationale Studien analysiert: Selbst Untersuchungen an 20 000 Bluthochdruck- und Diabetespatienten ergaben keinen Überlebensvorteil für die mit Vitaminpräparaten versorgten Teilgruppen.[4] Die SUVIMAX-Studie[5] wiederum weist nach, dass, wenn überhaupt, nur Männer von der Vitaminsupplementierung profitieren, da sie von Haus aus schlechter versorgt waren als Frauen.

Auch Vitamin D – da besteht laut Untersuchungen in Deutschland tatsächlich bei 30 Prozent der Bevölkerung eine Unterversorgung – muss nicht durch künstliche Präparate dem Körper zugeführt werden: Der Körper produziert es selbst, und zwar in ausreichender Menge bereits bei einer halben Stunde Sonneneinstrahlung in der Gesichts- oder Unterarmhaut.

Auch »Vitaminvergiftung« wird diskutiert

In einigen Teilen Europas wird eher über die Gefahr auf der anderen Seite diskutiert: Hypervitaminosen (»Vitaminvergiftungen«) werden etwa in Dänemark für viel wahrscheinli-

Durchschnittliche Bedarfsdeckung

Selbst wer sich nur durchschnittlich gesund ernährt, braucht kaum an Vitaminmangel zu leiden, zeigt eine Studie des Robert Koch Instituts[6], Deutschland. Im Gegenteil, bis auf Folsäure und Vitamin D herrscht Überversorgung.

	Männer	Frauen
Vitamin A/Betakarotin	177 %	189 %
Vitamin B_1	137 %	115 %
Vitamin B_2	142 %	124 %
Vitamin B_6	147 %	139 %
Vitamin B_{12}	238 %	158 %
Vitamin C	140 %	140 %
Vitamin D	52 %	41 %
Vitamin E	95 %	93 %
Niacin	249 %	211 %
Folsäure	71 %	59 %

cher gehalten als eine Unterversorgung. So hat die dänische Gesundheitsbehörde zum Entsetzen des Nahrungsmittelgiganten Kellogs im Sommer 2004 die Zulassung neuer Müsliriegel und Cornflakes verboten, da aufgrund einer Anreicherung mit zusätzlichen Mengen an Eisen, Kalzium, Vitamin B_6 und Folsäure das Risiko einer Schädigung von Nieren und Leber von Kindern nach regelmäßigem Genuss nach Ansicht einer beauftragten Forschergruppe nicht ausgeschlossen werden konnte.[7]

Raucherrisiko

Besonders Raucher haben sogar tatsächlich das Risiko, durch eine Überdosis eines Vitamins (in diesem Fall des Provitamins A, Betakarotin) verstärkt an Lungenkrebs zu erkranken, zeigte eine Studie an 30 000 finnischen Rauchern. Zum selben Ergebnis kam zwei Jahre später auch eine amerikanische Studiengruppe[8] (allerdings: eine Überdosierung über Lebensmittel ist praktisch ausgeschlossen). Auch bei anderen Vitaminen kann eine Überversorgung ungewollte Folgen haben. Bei Retinol (Vitamin A) sind Anorexie (Magersucht), trockene Haut, Leberschäden u. a. beschrieben worden. In der frühen Schwangerschaft kann eine Überdosis Vitamin A zu Fehlgeburten und Missbildungen führen. Daher in der Schwangerschaft insbesondere Speisen, die Leber enthalten, meiden.[9] Retinol darf Lebensmitteln nicht zugesetzt werden und ist auch als Vitaminpräparat nicht frei verkäuflich (Deutschland). Breitensportler wiederum brauchen gar keine zusätzlichen Vitaminpräparate, weil regelmäßiges Training enzymatischen Schutz gegen freie Radikale im Körper aufbaut[10] und ein etwaiger geringer zusätzlicher Bedarf leicht über die Ernährung gedeckt werden kann – auch wenn diese Gruppe, weil gesundheitsbewusst, ganz besonders für die Versprechungen der Vitaminmafia empfänglich ist.

Und selbst das wasserlösliche Vitamin C, eigentlich der Klassiker unter den Hausmittelchen und beliebter Helfer in der Not einer herannahenden Grippeerkrankung, kann bei einer Überdosierung die Filterorgane des Körpers (Niere) überfordern (das Risiko für Harnsteine steigt) sowie Durchfall (bei Einzeldosen von fünf Gramm und mehr) verursachen. Die gesundheitlich unbedenkliche Zufuhr wird von Experten vorsichtshalber auf 1000 mg (= 1 Gramm) pro Tag festgelegt.[11] Ein Mangel an Vitamin C ist bei einem Mitteleuropäer schlicht auszuschließen, sind sich die Ernährungswissenschaftler einig. Daher: Hände weg von speziellen Präparaten! Infektionsverhütende Wirkungen hoch dosierter Vitamin-C-Aufnahmen sind übrigens bis heute wissenschaftlich nicht hinreichend belegt.[12]

Übrigens: Ein internationaler Grenzwertvergleich zeigt deren Beliebigkeit – ganz abgesehen davon, dass die Empfehlungen und Richtwerte für die Vitaminzufuhr statistisch ermittelt sind und für den Einzelnen zwar eine Orientierung sind, aber nicht genau zutreffen müssen: Die Deutsche Gesellschaft für Ernährung (DGE) empfahl bis 1999 75 mg Vitamin C täglich. Neuerdings empfiehlt sie 100 mg pro Tag.

So machen Sie es richtig

- Nur Risikogruppen (etwa Schwangere, Senioren, Allergiker) können – nach ärztlicher Konsultation – von gezielt eingesetzten Vitaminpräparaten profitieren.
- Natürliche Vitaminlieferanten bevorzugen. Mit fünf Portionen (= fünfmal eine Hand voll) Obst, Gemüse und Salat pro Tag sind Sie mit Sicherheit gut versorgt. Dazu öfter Weißbrot gegen Vollkornbrot tauschen.
- Dünsten und Dämpfen von Gemüse hat auf die Mehrzahl der Vitamine keinen Einfluss (außer bei Vitamin B_1, B_2 und C, zwischen fünf und fünfzig Prozent Verlust möglich).
- Vermeiden Sie langes Warmhalten von Speisen.
- Verwenden Sie, wenn möglich, das Kochwasser von Gemüse, um daraus Soßen oder Suppen zuzubereiten. So können Sie von einem Teil der »ausgelaugten« Vitamine und Mineralstoffe noch profitieren.
- Kaufen Sie Obst und Gemüse je nach Saison, und bevorzugen Sie Produkte aus der Region. Die Ware kann so reif geerntet werden, und der Weg vom Feld in die Küche ist kürzer als bei Importware. Obst- und Gemüsebauern aus biologischer Landwirtschaft verzichten zudem auf chemisch-synthetische Pflanzenschutzmittel.
- Was den Vitamingehalt betrifft, so ist – gerade im Winter – Tiefkühlgemüse eine gute Alternative.

Sie ist damit zur Weltspitze avanciert. Ihre französischen Kollegen empfehlen 80 mg, während sich die Italiener mit 45 mg begnügen und die Briten sogar mit 30 mg. Aber kein Problem: selbst diesem »gewachsenen« Bedarf wird unsere Nahrung gerecht. Bereits ein Glas (0,2 l) handelsüblicher Orangensaft deckt den Tagesbedarf eines Deutschen gemäß alter DGE-Empfehlung spielend, gemäß neuer DGE-Empfehlung nahezu. Und es reicht locker für zwei Italiener oder drei Briten.

33 Sind probiotische Joghurts gesünder?

Normale Joghurts wirken meist genauso gut – und sind günstiger

Kaum ein Effekt hat in den letzten Jahren so viel öffentliche Aufmerksamkeit erhalten wie die angeblich besonders verdauungsfördernde und das Immunsystem stärkende Wirkung probiotischen Joghurts. »pro bios« stammt aus dem Griechischen und bedeutet »für das Leben«.
Mit diesem einfachen Wirkversprechen haben die Hersteller den Nerv der Konsumenten getroffen, die sich einen Zaubertrank gegen alle möglichen Beschwerden wünschen, nach dem Motto: Ein Schluck, und die Abwehrkräfte werden mit Römern, Hinkelsteinen und Durchfall fertig.

Steigender Absatz

Der Absatz an probiotischen Joghurts ist in den vergangenen Jahren gigantisch gestiegen. Und das, obwohl ihre Preise weit höher sind als die von herkömmlichen Joghurts. Allerdings: Die Versprechen der Werbung gehören kritisch hinterfragt, denn im Sinne der Verkaufsoptimierung (und nicht der Fitnessoptimierung) werden Wirkungen suggeriert, die zu einem Teil schlicht nicht stimmen bzw. übertrieben sind oder am eigentlichen Problem vorbeigehen.

Grundsätzliche Probleme

Ein Plus für die Gesundheit gibt es grundsätzlich nur dann, wenn in Probiotika von vornherein genügend lebende Keime vorhanden sind.

Zusätzlich sollten sie zu einem größeren Anteil lebend im Dickdarm ankommen als jene herkömmlicher Joghurtkulturen. Beides sind schwere Vorgaben an die Lebensmittelindustrie, denn das saure Milieu im Magen tötet nicht-körpereigene Bakterien zu einem hohen Prozentsatz sofort ab.[1]

Nach Ansicht der Experten einer Arbeitsgruppe am ehemaligen Bundesinstitut für gesundheitlichen Verbraucherschutz und Veterinärmedizin (BgVV) in Deutschland ist bei den meisten Produkten eine regelmäßige, meist tägliche Aufnahme von 100 bis 1000 Millionen probiotischen Mikroorganismen nötig: das heißt, ein Gramm Joghurt sollte zumindest eine Million probiotischer Keime enthalten.[2] Die Zahl der lebenden Mikroorganismen in probiotischen Joghurts im Handel schwankt jedoch beträchtlich zwischen dem Herstellungstag und dem Ende der Mindesthaltbarkeitsfrist. Besonders die empfindlichen Bifidobakterien leiden, wenn der Säurewert des Joghurts nicht stimmt.[3]

Auch darf die Kühlkette nicht unterbrochen werden. Wenn die Lagertemperaturen zu hoch sind, dann vermehren sich die Bakterien zunächst sehr stark, um im Kühlschrank schließlich umso schneller abzusterben. Oft erwiesen sich probiotische Joghurts ungeeignet als Starterkultur für die Selbstherstellung von Joghurt, da die Menge an lebenden, vermehrungsfähigen Milchsäurebakterien zu gering war.

Stichproben bringen dann auch immer wieder unterschiedliche Ergebnisse: Die Stiftung Warentest fand auch am Ende der Mindesthaltbarkeitsfrist noch akzeptable Werte. Bei zwei von acht untersuchten Produkten war die Keimmenge allerdings zu gering.[4] Der TV-Sender ARD wiederum hatte wahllos vier Joghurts im Deutschen Institut für Ernährungsforschung (Potsdam-Rehbrücke) auf ihre Bakterienzahl untersuchen lassen. Die Zahl nahm dabei drastisch ab, nachdem die Joghurtproben Kontakt mit künstlicher Magen- und Gallensäure hatten. Im günstigsten Fall blieben 2,3 Prozent der ursprünglich nachgemessenen Bakterien übrig. Professor Michael Teuber, Mikrobiologe an der ETH Zürich, stellt wiederum die behaupteten Wirkungen generell infrage: Für ihn ist »eine systematische Beeinflussung der Darmflora beim gesunden Menschen nicht denkbar«.[5,6]

Auslegungssache

In einigen Studien wurde für bestimmte Probiotika tatsächlich nachgewiesen, dass sie einige Eigenschaften des Immunsystems positiv beeinflussen. Ob dadurch jedoch etwa Erkältungshäufigkeit oder -dauer durch den Konsum verringert würde[7,8], wie Werbebroschüren gerne glauben machen, genau dieser Beweis ist bisher noch nicht gelungen. Das menschliche Abwehrsystem ist zu komplex.[9] Auch wie eine »optimale« Darmflora zusammengesetzt sein soll, ist derzeit nicht geklärt. Slogans, die behaupten, Probiotika

So machen Sie es richtig

- Bei Gesunden, als präventive Maßnahme, sind herkömmliche Sauermilchprodukte – normaler Joghurt, Sauermilch, Kefir, Buttermilch – ebenso gut geeignet, aber billiger.
- Nicht immer müssen die teuersten die besten Produkte sein – lassen Sie auch den Geschmack entscheiden.
- Warten Sie nicht bis zum Ende der Mindesthaltbarkeitsdauer. Die Anzahl an lebenden Bakterien ist vorher höher.
- Probiotische Keime können sich nicht dauerhaft in der Darmflora ansiedeln. Um eine (mögliche) Wirkung zu erzielen, müssten Sie diese Produkte daher regelmäßig, d. h. täglich, essen.
- Falls Sie Antibiotika einnehmen müssen, zahlt sich – um mögliche Verdauungsbeschwerden zu lindern – ein Versuch mit probiotischen Milchprodukten durchaus aus.
- Auch probiotische Produkte können einen insgesamt ungesunden Ernährungsstil nicht wettmachen.

würden die Darmflora »optimieren«, sind also streng genommen ebenfalls falsch.[10]

Auch die Interpretationen von Studien, in denen die Hersteller von Probiotika deren gesundheitsfördernde Wirkung nachweisen, sind oftmals dank methodischer Unschärfen durchaus anzuzweifeln.[11] Ein häufiger Schwachpunkt: Die zu Vergleichszwecken getestete Kontrollgruppe bekommt hitzebehandeltes Joghurt zum Verzehr, in dem so gut wie alle Bakterien abgetötet sind. Also auch die herkömmlichen Milchsäurebakterien. Das schlechtere Abschneiden dieser Kontrollgruppen daher dem Fehlen ausgerechnet der probiotischen Bakterien zuzuschreiben erscheint sehr wagemutig.

Tatsächliche Wirkungen

Als gut abgesichert gilt hingegen, dass manche probiotischen Keime die Durchfalldauer nach einer Antibiotikabehandlung bzw. nach einer Infektion mit Rota-Viren (kommt vor allem bei Kindern vor) verkürzen.[12] Ein Schutzeffekt bei Reisedurchfall ist dagegen nicht zu erwarten.[13] Probiotische Sauermilchprodukte lindern außerdem die Beschwerden bei Milchzuckerunverträglichkeit, allerdings vertragen Betroffene auch normale Sauermilchprodukte ganz gut.[14] Für diese Wirkungen müssen die probiotischen Produkte jedoch täglich und regelmäßig gegessen werden. Schlecht für den Geldbeutel, gut für die Hersteller.

34 Sportlerriegel sind Fitness zum Anbeißen?

Sportlerriegel stärken vor allem die Bilanzen der Hersteller!

Jedes Problem, so sagt unser Glaube an die Technik, braucht zur Lösung nur das richtige »Tool«, also Werkzeug. Für Grillkohle die Brennpaste, gegen Geschwindigkeitsrausch das ABS und für Fitness – den (teuren) Sportlerriegel. Alleine, für das Geld können die meisten zu wenig.

»Wir empfehlen, auf Sportlernahrung ganz zu verzichten«, sagte die Ernährungsexpertin Claudia Weiss vom Verbraucherschutzverband Baden-Württemberg nach einer Untersuchung von 89 Fitnessprodukten, darunter 22 Riegel.[1] Auch die Deutsche Gesellschaft für Ernährung kritisiert mehr, als dass sie empfiehlt.[2] So wird etwa der hohe Fettgehalt vieler Produkte aus dem Supermarkt immer wieder bemängelt. Dagegen wäre der Kohlenhydratanteil zu gering, empfiehlt die DGE zu einem Blick auf das Etikett. Hauptproblem bei vielen Produkten ist, dass die Kohlenhydrate vor allem in Form von Zucker (Glukosesirup u. Ä.) enthalten sind und daher nur kurzfristig Energie liefern. Zugaben wie Vitamine oder Mineralstoffe sind dagegen schlicht unnötig: Damit sind auch Sportler in ausreichendem Maße durch normale Ernährung versorgt. Aromastoffe sind eher Indiz für einen zuckerreichen Riegel, der geschmacklich aufgemotzt werden muss.[3] Eiweißzugaben wiederum kön-

So machen Sie es richtig

- Etiketten beachten: Die Hälfte der Kalorien sollte aus Kohlenhydraten stammen; hinter Glukose- und Fruktosesirup versteckt sich Zucker, Aromastoffe sind unnötig.
- Energieriegel können bei länger dauernden Belastungen – Bergwanderungen, Radtouren – praktisch sein. Im normalen Hobbysport- und Trainingsalltag sind sie verzichtbar. Für die schnelle Verpflegung zwischendurch ist Obst die ideale Alternative. Klassisches Beispiel: die Banane – eventuell als Milchshake für Muskelaufbau.
- Grundsätzlich sorgt eine kohlenhydratreiche Ernährung – Nudeln, Reis, Kartoffeln, Vollkornbrot, Obst und Gemüse – für die nötige Power.

nen – bei einer Überversorgung – sogar die Niere unnötig belasten. Und das ist schnell erreicht: In der Regel liefert schon die durchschnittliche Mischkost rund 100 Gramm Eiweiß pro Tag, die DGE empfiehlt eine Aufnahme von 40 bis 60 Gramm. Selbst bei Muskelaufbautraining sind Eiweißzugaben nicht notwendig.[4]

35 36 Ohne Sportler-Drink kein Sportler-Star?

Spezielle isotonische Getränke sind für Breitensportler unnötig

Tatort Tennisplatz. Ein heißes Match ist im Gange. Die Saison hat ihren Höhepunkt erreicht, denn es geht um nichts weniger als die Vereinsmeisterschaft. Jeder der beiden Teilnehmer am Finale hat sein absolutes »Geheimrezept« im Talon, sprich in der Trinkflasche. Der eine das isotonische Getränk aus der Fitnessabteilung des Drogeriemarktes, der andere »Tante Bertas Geheimtipp«: Johannisbeersaft, verdünnt mit Mineralwasser und verfeinert mit einer Prise Salz.

Trinken während oder nach dem Match?

Blenden wir kurz aus. Wer Sport treibt, schwitzt. Das ist auch gut so. Denn die Anstrengung erhitzt den Körper, und der Schweiß auf der Haut kühlt ihn wieder ab. Je nach sportlicher Intensität und Umgebungstemperatur können so pro Stunde etwa ein halber bis mehr als ein Liter Flüssigkeit entschwinden. Diese muss ersetzt werden, unter anderem weil ab einem Verlust von etwa zwei Prozent des Körpergewichtes – bei 70 Kilogramm sind das zum Beispiel 1,4 Liter – die Leistungsfähigkeit um bis zu 20 Prozent sinken kann. Wenn die Belastung nach 45 bis 60 Minuten vorbei ist, genügt es, die verlorene Flüssigkeit danach zu ersetzen. Dauert es län-

So machen Sie es richtig

Die Experten des IMSB (Institut für Medizinische und Sportwissenschaftliche Beratung) in Österreich empfehlen folgende Mischung:

- 1 Teil Johannisbeersaft
- 3 Teile stilles Mineralwasser
- eventuell eine Messerspitze Salz, wenn natriumarmes Mineralwasser verwendet wurde.

Mischungen mit Apfelsaft können vom Körper oft nicht genauso schnell aufgenommen werden. Die Ursache dafür sind möglicherweise bestimmte darin enthaltene Fruchtsäuren. Für den Freizeitsport spielt dieser Unterschied aber kaum eine Rolle.

ger, kann es durchaus sinnvoll sein, bereits währenddessen zu trinken, etwa alle 15 bis 20 Minuten.

Geht es nach den Herstellern, sollten Sport-, Iso- oder Fitnessdrinks herangezogen werden, um den Schweiß- und Kraftverlust optimal zu ersetzen. Sie werden meist mit »gesunden« Mineralstoffen und Vitaminen sowie dem »Energielieferanten« Glukose versetzt – also mit ganz normalem Traubenzucker. Speziell »isotonische« Drinks sollen zudem im Vergleich zu Blut die gleiche oder eine etwas geringere – leicht »hypotonische« – Konzentration an gelösten Teilchen enthalten, um Flüssigkeit und Inhalt rasch in den Körper zu bekommen.

Idealerweise

Idealerweise enthalten Fitnessgetränke demnach zwischen 20 und maximal 100 Gramm Kohlenhydrate pro Liter. Allzu viel könnte eine relativ schnelle Aufnahme durch den Körper sogar eher erschweren. Allerdings: Laut einer Untersuchung der Zeitschrift »Öko-Test« im Jahr 2000[1] waren zwei von 22 getesteten Sportlerdrinks in Wirklichkeit sogar »hypertonisch« – sie enthielten also mehr gelöste Teilchen als das Blut.

Leitungswasser ist ausreichend

Andere Produzenten wollen mit vermeintlich leistungssteigernden Zusätzen wie Taurin, Koffein, Aminosäuren oder L-Carnitin das Match für sich entscheiden. Was verschwiegen wird: Normale Freizeit- und Vereinssportler haben sol-

Kriterien für ein optimales Sportlergetränk[2]

Inhaltsstoffe	**pro Liter**
Kohlenhydrate (Haushaltszucker, Fruchtzucker, Traubenzucker)	25–100 g
Natrium	330–450 mg
Kalium	115–230 mg
Magnesium	~ 25 mg
Kalzium	~ 80 mg

36 Warum Cola nicht als Durstlöscher geeignet ist

Manche süßen Softdrinks, wie Cola oder andere Limonaden, enthalten sehr viel Zucker: zehn Prozent oder 100 g Zucker pro Liter und mehr. Das bewirkt zunächst, dass der Körper Flüssigkeit aus dem Blut entnimmt und an den Darm abgibt, um die vergleichsweise hohe Zuckerkonzentration in Letzterem wieder abzusenken. Die Folge: Das Durstgefühl steigt und damit auch die Trinkmenge. Gut für die Hersteller, schlecht fürs Kalorienkonto.

Erst in den unteren Darmabschnitten wird das Wasser wieder ins Blut zurückbefördert. Deshalb eignen sich stark zuckerhaltige Limonaden, aber auch unverdünnte Fruchtsäfte und -nektare grundsätzlich nicht als Durstlöscher.

Übrigens enthalten auch »Energy-Drinks« pro Viertelliterdose eine Zuckermenge von etwa sechs bis neun Stück Würfelzucker, was durchschnittlich 25 Gramm entspricht.

che teuren, künstlichen Spezialgetränke schlicht nicht nötig. Peter Stehle vom Institut für Ernährungswissenschaften der Universität Bonn: »Bei intensiver körperlicher Belastung von nicht länger als einer Stunde ist nur eine Flüssigkeitszufuhr erforderlich. Dies kann generell auch durch das Trinken von Leitungswasser erreicht werden.«[3]

Minerale müssen nicht unmittelbar ersetzt werden. Denn Schweiß besteht praktisch zur Gänze aus Wasser, Mineralstoffe enthält er hingegen nur in geringen Mengen.

Und diese – Natrium, Chlorid, Kalium, Kalzium und ein wenig Magnesium – können problemlos durch die normale Nahrung ersetzt werden. Sinnvoll ist es bestenfalls, Speisesalz zusätzlich aufzunehmen, wenn mehr als ein bis zwei Liter Schweiß am Tag verloren werden (etwa eine Messerspitze pro Liter Schweiß). Vitaminverluste durch Sport sind hingegen vernachlässigbar, Vitaminzugaben in Spezialgetränken also höchstens eine optische Draufgabe. Die natürlich bezahlt werden muss. Unser Urteil über derartige Designerdrinks: Ausscheiden durch K. o.

Leicht verfügbare Kohlenhydrate

Bei lang dauernden intensiven körperlichen Anstrengungen kann es auch sinnvoll sein, dem Körper Energie in Form leicht verfügbarer Kohlenhydrate zuzuführen. Auch dafür reichen mit Wasser verdünnte Fruchtsäfte oder eine reife Banane bereits während der Belastung. Nach längeren intensiven Belastungen sollten die Kohlenhydratreserven des Körpers dann jedenfalls mit Obstsäften oder in Form von Früchten, Nudeln oder Brot wieder aufgefüllt werden.

Wieder zurück am Tennisplatz.Wer hat nun das Match gewonnen? Wir erklären jenen zum Sieger, der nicht nur spielerisch, sondern mit dem Johannisbeersaft auch mehr Geschick bei der Getränkeauswahl bewiesen hat. Denn der Supermarkt-Sportlerdrink seines Kontrahenten ist nicht besser als Tante Bertas Geheimtipp. Er kostet aber deutlich mehr. Bei uns auch den Sieg.

Teures Sauerstoffwasser: kein Einfluss auf die Leistungsfähigkeit

Mehr Kraft, mehr Energie, mehr Frische. Als ob das nicht schon Kaufgrund genug wäre, versprechen die Hersteller von Sauerstoffwasser auch noch mehr Lebensfreude, gesteigerte Leistungsfähigkeit und positive Einflüsse auf das Immunsystem. Der Haken daran: Bisher wurden die behaupteten Wirkungen, die dem sauerstoffangereicherten Wasser zugeschrieben werden, nicht durch fundierte wissenschaftliche Erhebungen belegt. Eine gut kontrollierte Studie des Instituts für Physiologie der Universität Wien untersuchte die Auswirkung von Sauerstoffwasser auf die sportliche Leistungsfähigkeit im Rahmen ergometrischer Belastungstests.[4] Als Vergleich diente normales Mineralwasser. Das Ergebnis: kein Einfluss von Sauerstoffwasser auf die Ausdauer- und Höchstleistungsfähigkeit.

37 38 Leichter und gesünder durch Light-Produkte?

Wer »Light-Produkte« einkauft, darf sich nicht automatisch Gesundheit und Gewichtsreduktion erhoffen

Käufer von so genannten »Light-Produkten« wissen genau, was sie sich von diesen erhoffen. Und wir wissen es auch – nachdem wir eine vor zwei Jahren durchgeführte Umfrage[1] gelesen haben: Sie erstehen sie vor allem aus gesundheitlichen Gründen (43 Prozent) oder weil sie damit ihr Körpergewicht halten wollen (44 Prozent). Und es ist ein riesengroßer Markt: Bei der Erhebung zeigte sich auch, dass bereits jeder zweite Österreicher so genannte Light-Produkte ersteht. Insgesamt werden in Österreich jährlich etwa 92 Millionen Euro dafür ausgegeben.

»Light« kann fast alles bedeuten

Die solcherart angepriesenen Erzeugnisse sind wahrscheinlich häufig nicht geeignet, die in sie gesetzten hohen Erwartungen zu erfüllen. Der Begriff »light« oder »leicht« ist nämlich weder lebensmittelrechtlich definiert noch geschützt.[2]

Seine Bedeutung variiert deshalb immer noch je nach dem Zusammenhang, in dem er gebraucht wird. Light kann für »kalorienarm«, »kalorienreduziert«, »nährstoffreduziert«, »fettreduziert«, »fettarm« oder »wenig Zucker«

38 »Light« und »leicht« ist nicht dasselbe

Um Lebensmittel zu »erleichtern«, kann unter anderem Fett durch Wasser, Quellstoffe, Emulgatoren, Eiweiß, Kohlenhydrate oder Fettersatzstoffe ersetzt werden. Weiters können etwa statt Zucker Süßstoffe, Zuckeraustauschstoffe, Ballast- oder Füllstoffe verwendet werden. Oder es werden einfach Wasser und Luft zugesetzt, um für mehr Volumen zu sorgen. Damit die Light-Produkte dann trotz ihrer Abspeckung geschmacklich noch den ursprünglichen ähnlich sind, werden sie oft aufwändig verarbeitet, wobei auch eine Reihe von Zusatzstoffen benutzt werden kann.[3]

Welche Inhaltsstoffe in welchem Umfang reduziert werden müssen, damit ein Produkt sich light nennen darf, ist lebensmittelrechtlich nicht eindeutig definiert.

Im Österreichischen Lebensmittelbuch (ÖLMB) gibt es jedoch zumindest für einige Produktgruppen Regelungen. Diese Vorgaben[4] sind zugleich ein gutes Beispiel dafür, wofür der Begriff im Detail stehen kann. Denn »light« und »leicht« ist nicht dasselbe, zum Beispiel:

- Leichtbier darf höchstens 9° Stammwürze und maximal 3,7 Volumprozent Alkohol enthalten.
- Light-Würste dürfen höchstens einen Fettgehalt von 15 Prozent aufweisen.
- Light-Mayonnaise enthält 25 Prozent Fett.
- Bei Leichtkonfitüre ist der Mindestfruchtanteil erhöht.

- Leichte Milchprodukte müssen 33 Prozent weniger Kalorien enthalten als das Standardprodukt.
- Light gereifter Käse und Schmelzkäse dürfen maximal 25 Prozent Fett in der Trockenmasse (F. i. Tr.) aufweisen, leichter Frischkäse zehn Prozent.

stehen. Ebenso kann es »leicht gesalzen«, »alkoholarm« oder »alkoholfrei« sowie »koffeinarm« bezeichnen. Nicht zuletzt kann es aber auch »kohlensäurearm« oder einfach nur »leicht bekömmlich« bedeuten.

Light heißt nicht immer kalorienreduziert. Ein Light-Bier kann also vielleicht weniger Alkohol, muss jedoch deswegen nicht weniger Kalorien enthalten.[5] Ob etwa die Light-Variante von Limonaden allein deshalb schon »gesund« ist, weil sie Süßstoff statt Zucker enthält, muss ebenso dahingestellt bleiben. Über das Ausmaß der Reduktion an Inhalten lässt die Bezeichnung light oft ebenfalls keine eindeutigen Rückschlüsse zu. Im Österreichischen Lebensmittelbuch (ÖLMB) sind zwar einige Regelungen enthalten[6], diese betreffen jedoch nur wenige Produktgruppen (siehe auch Kasten: »›Light‹ und ›leicht‹ ist nicht dasselbe«) und gelten nur für österreichische Erzeugnisse, nicht für Importwaren.

Light-Produkte sind also offenbar bestens dafür geeignet, unter den Verbrauchern Verwirrung zu stiften. Allerdings: Eine bereits ausformulierte Richtlinie der Europäischen Kommission zur stärkeren Regelung derartiger Slogans in der Lebensmittelwerbung wurde im Frühjahr 2004 nach über 400 Einsprüchen der Industrie vom Europaparlament wieder zurückgezogen.

Nutzen von Light-Produkten?

Auch der Nutzen von Light-Produkten, um das Körpergewicht zu halten oder abzunehmen, wird von Experten als »fraglich« betrachtet. Denn viele seien »nicht anhaltend sättigend«, sodass in der Folge im Vergleich zu normalen Lebensmitteln umso größere Mengen davon verzehrt würden, so die Autoren eines wissenschaftlichen Artikels im »Journal für Ernährungsmedizin«. Zudem könnten Light-Produkte ohnedies bereits »zu größeren Portionen verleiten«.

Statt Light-Produkten Ernährungsumstellung

Allerdings sind manche Experten auch der Ansicht, dass Light-Produkte bei kalorienreduzierter Kost, also Diäten, einen Beitrag dazu leisten können, die Auswahl an erlaubten Lebensmitteln etwas zu erweitern.

Wer langfristig und nachhaltig ein geringeres Gewicht anstrebt, dem wird jedoch nach wie vor mehr Bewegung empfohlen sowie eine grundlegende Umstellung des Essverhaltens hin zu gesünderen Lebensmitteln.

Nicht zuletzt gibt es noch einen weiteren, nicht unerheblichen Grund, eher zu Obst und Gemüse zu greifen als zu technologisch »erleichterten« Lebensmitteln: »Es darf

So machen Sie es richtig

- Wer sich nicht auf Light-Produkte verlassen, sondern seine Ernährung grundlegend gesünder gestalten will, der isst relativ viel Obst, Gemüse, Rohkostsalate, Kartoffeln und Vollkornprodukte. Diese Lebensmittel sind nämlich dank ihrer hohen Nährstoffdichte bereits von Natur aus »leicht«.
- Sinnvoll ist es auch, fettarme Milchprodukte sowie magere Käse-, Fleisch- und Wurstsorten auszuwählen.[7] Krakauer, Toastblock, Kochschinken, Rohschinken ohne Fettrand oder Schinkenwurst haben zum Beispiel »natürlicherweise« schon unter zehn Prozent Fett. Das ist weniger als jener Höchstgehalt von 15 Prozent Fett, den Light-Würste laut dem Österreichischen Lebensmittelbuch aufweisen dürfen.[8]

nicht übersehen werden, dass Wasser und Luft in diversen Light-Produkten oft teuer bezahlt werden«, so die Autoren des Österreichischen Ernährungsberichts 2003.

39 Gesünder würzen mit Himalayasalz?

Vermeintliche »Wunder-Salze« haben schlicht keine Ernährungsvorteile!

»Himalayasalz«, »Ursalz«, »Natursalz« oder auch »Kristallsalz« – glaubt man Vertreibern derartiger Produkte, können diese wahre Wunder vollbringen, enthalten einfach alle notwendigen Mineralstoffe oder gar »kosmische Energie«. Und wenn das potenzielle Käufer noch nicht überzeugt, wird versucht, Angst zu erzeugen: zum Beispiel mit der falschen Behauptung, jodiertes Speisesalz könne Allergien auslösen.

Jodallergien und andere Märchen

Doch eine Jodallergie gibt es gar nicht. Denn Jod und die im Salz enthaltenen Jodid- und Jodad-Verbindungen sind physiologisch-chemisch betrachtet zu kleine Atome und Moleküle, als dass sie zur Bildung von Antikörpern und damit zu einer echten Allergie führen könnten. Bekannt ist lediglich eine Jodüberempfindlichkeit, die nach Gabe von jodhaltigen Röntgenkontrastmitteln, Desinfektionsmitteln oder Medikamenten auftreten kann. In diesem Fall wirken aber großmolekulare Strukturen, an die das Jod gebunden ist, als Allergieauslöser und nicht das Jod selbst.[1]

Speisesalz wird übrigens deshalb mit Jod versetzt, um gegen Mangelerkrankungen wie die als »Kropf« bekannte Schilddrüsenvergrößerung vorzubeugen.

NaCl ist der Hauptbestandteil

Die Vertreiber von Supersalzen haben jedoch auch noch etliche andere Mythen auf Lager. Etwa, dass normales Speisesalz überhaupt pures Gift, weil reines Natriumchlorid sei. Eine besonders kühne Argumentation, denn laut einer Analyse des Bayerischen Landesamtes für Gesundheit und Lebensmittelsicherheit[2] bestehen die genannten Wundersalze im Durchschnitt ebenfalls zu 98 Prozent aus Natriumchlorid – oder NaCl, wie die chemische Kurzbezeichnung lautet, genauso wie ganz normales Speisesalz aus Kaufhausregalen.

Keine Mineralstofflieferanten

Auch die restlichen Inhaltsstoffe der untersuchten Spezialsalze lassen keine Wunder erwarten. Statt der versprochenen »84 Elemente« haben die bayerischen Analytiker in den Proben maximal acht zusätzliche Mineralstoffe oder Spurenelemente gefunden. Deren Mengen sind jedoch vernachlässigbar gering. Mit einem Teelöffel Wundersalz können maximal zwei Prozent des täglichen Kalzium- oder Eisenbedarfs eines Erwachsenen abgedeckt werden.

Oder anders formuliert: Wer etwa seinen Magnesiumbedarf mit Himalayasalz bestreiten möchte, müsste pro Tag mehr als ein halbes Kilo davon essen – was angesichts der tödlichen Menge den möglichen Nutzen der Mineralstoffe doch etwas vernachlässigbar erscheinen lässt.

Aus ökologischer Sicht stellt sich noch die Frage, ob es vertretbar ist, ein Produkt zu kaufen, das laut Angaben der

So machen Sie es richtig

So manch geschäftstüchtiger Vertreiber vermeintlicher Supersalze stellt die Behauptung auf, dass vom Kristallsalz gar nicht zu viel genossen werden könne. Im Gegenteil, es senke sogar hohen Blutdruck.

Dies ist nicht nur fachlich unhaltbar, sondern kann für Hypertoniker, also Menschen mit ständig erhöhtem Blutdruck, sogar potenziell gefährlich werden: Denn auch die vorgeblichen Wundersalze bestehen wie handelsübliches Speisesalz praktisch zur Gänze aus Natriumchlorid, das in zu hohen Mengen Ödeme, also Wasseransammlungen im Gewebe, verursachen kann und für Hypertoniker gesundheitlich nachteilig ist.

Wenngleich Experten in letzter Zeit von einer generellen Salzbeschränkung für Hypertoniepatienten abgehen, so gibt es doch so genannte »salzsensitive« Hypertoniker, für die der obige Ratschlag gesundheitsgefährdend sein kann.[3]

Vertreiber aus dem Himalayagebiet nach Europa verfrachtet wird. Nicht zuletzt ist der Erwerb von Supersalzen auch ökonomisch fragwürdig: Ein Kilo handelsübliches Speisesalz kostet etwa 70 Cent, bei Himalayasalz & Co. kann es vorkommen, dass – bei identen Inhaltsstoffen – das 30-Fache dafür berappt werden muss.

ALLGEMEINWISSEN – ABER WIDERLEGT

Irrtümer aus Sport und Training

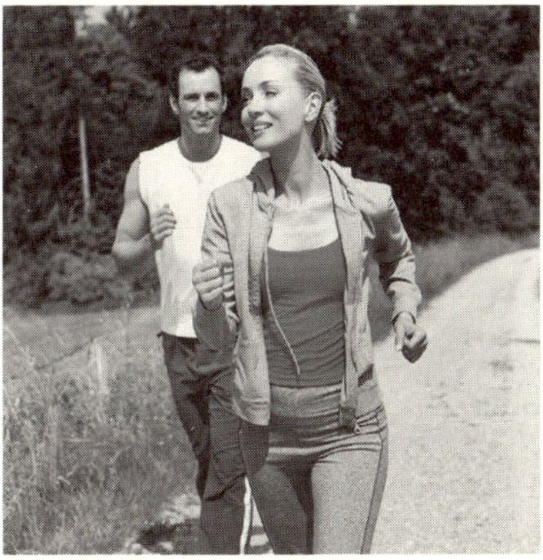

Viele weit verbreitete Fitnessirrtümer sind schon seit langer Zeit im Bewusstsein der weltweiten Sportgemeinde verankert. Sie sind zum sportlichen Allgemeingut geworden, zu tradiertem Wissen, das vom Vater auf den Sohn oder von Mutter zu Tochter weitergegeben wird. In vielen Fällen sind es Legenden, die einen wahren Kern haben, die aber nicht auf all jene Bereiche zutreffen, für die sie heute angewendet werden. Etwa wenn die zunehmend feiner differenzierende Sportmedizin den Vorgängen im Körper immer besser auf die Spur kommt und neueste Erkenntnisse altbekannte Wirkungsmechanismen auf den Kopf stellen. Dann müsste etwa eine ganze Sparte wie der Kraftsport wegen zweier Bayreuther Wissenschaftler die bis dahin geltenden, bis zur Muskelerschöpfung praktizierten Trainingsgewohnheiten aufgeben.

Kollektiver Irrtum

Manchmal sitzt aber auch eine große Masse an Gläubigen einfach einem kollektiven Irrtum auf oder einer falschen Interpretation einer wissenschaftlichen Erkenntnis. Und schon wird gestretcht, was das Zeug hält, weil jemand Muskelverkürzungen untersucht hatte. Es wird trainiert, bis der Muskelkater miaut, und an einem Wochenende soll neben anderem rasch auch noch eine Portion Fitness getankt werden. Wir beschreiben in diesem Kapitel eine Reihe von unterschiedlichen Irrtümern, die als moderne Großstadtmärchen weitererzählt werden. Man glaubt sie gerne, sie klingen plausibel und lassen sich je nach Lage als Rechtfertigung für so manches gebrauchen. Wer aber nach Effizienz seiner sportlichen Betätigung sucht, sollte hinter die Kulissen blicken.

Die Hartnäckigkeit, mit der sich derartiges scheinbar gesichertes Allgemeinwissen hält, ist allerdings beachtlich. Zum einen hat die Sportindustrie auch in diesem Bereich manchmal wenig Lust, Aufklärungsarbeit zu betreiben – zu lukrativ sind damit verbundene Einnahmequellen. Zum anderen wollen Menschen auch gerne an alten Slogans festhalten. Sie geben Sicherheit und ersparen eine Verhaltensänderung – etwas, was unglaublich anstrengend ist, wie wir alle wissen. Das gilt nicht nur für Sport- und Fitnessmärchen, sondern für Politik- und Glaubensmärchen genauso. Und Aufklärer sind da wie dort manchmal nicht die beliebtesten Zeitgenossen.

4 Trainingsfortschritt muss wehtun?

Ein Muskelkater ist Anzeichen für Überforderung und kleinste Muskelverletzungen

Der Mensch ist ein ungläubiges Wesen. Er sucht vielfach auch für Vorgänge, die nicht sofort fassbar sind, augenblicklich Bestätigung – und das meist in untauglichen Maßeinheiten. Das Wohlergehen eines Neugeborenen wird in Gramm täglicher Gewichtszunahme gemessen. Die Entscheidungsgrundlage für Politiker liefern tägliche Meinungsumfragen. Und der Beweis scheinbar effizienten Trainings heißt für manche »echten Sportsmänner« seit Jahrzehnten: Muskelkater.

Doch ganz im Gegenteil: Harte, geschwollene und druckempfindliche Muskeln weisen auf eine Überforderung des Körpers und eine wenig umsichtige Planung des Trainings hin und sind Zeichen für winzige Verletzungen in den Muskelzellen.[1]

Ursache dafür ist nach Ansicht von Experten oft das Auftreten allzu hoher Kräfte in einzelnen Muskelfasern.[2] Dazu kann es vor allem dann kommen, wenn ungewohnte Bewegungen mit hoher Intensität ausgeübt werden – entweder weil die jeweilige Sportart neu betrieben wird oder weil eine längere Trainingspause eingelegt wurde. Auch besonders hohe Belastungen, etwa bei Turnieren oder anderen Wettkämpfen, haben häufig einen Muskelkater zur Folge. Die bereits ermüdeten Muskeln reagieren nicht mehr optimal auf Belastungen, speziell solche bei schnellen Abbremsbewegungen.

Kein »Milchsäureüberschuss«

Ein Muskelkater wird also nicht durch einen »Milchsäureüberschuss in den Muskeln« verursacht. Zwar bildet sich bei Anstrengung in den Muskeln bekanntlich Milchsäure oder Laktat. Doch wenn die typischen Muskelkaterschmerzen einsetzen, dann ist dieses längst wieder abgebaut.[3]

Die Beschwerden durch Muskelkater beginnen frühestens einige Stunden nach der Belastung, haben in aller Regel ein bis drei Tage danach ihren Höhepunkt und dauern etwa eine Woche an.[4]

Der Schmerz entsteht sekundär vermutlich durch Selbstzersetzung der zerstörten Faserstrukturen und Ödeme.[5]

Sauna oder geruhsames Laufen

Wer von einem starken Muskelkater geplagt wird, sollte nicht »hart weitertrainieren«, im Glauben, so den Milchsäureüberschuss »abarbeiten« zu können. Stattdessen ist vielmehr regenerative, also »wiederherstellende« Bewegung wie geruhsames Laufen ratsam oder Maßnahmen, die die Durchblutung fördern, etwa ein Saunabesuch oder ein Wannenbad.[6] Massagen bewirken hingegen keine Besserung. Eine sicher wirksame medikamentöse Therapie gibt es auch nicht[7], auch wenn pharmazeutische Experten davon ausgehen, dass entzündungshemmende Wirkstoffe

So machen Sie es richtig[8]

- Versuchen Sie nicht, bei neuen ungewohnten Bewegungsformen Ihr »Durchhaltevermögen« unter Beweis zu stellen. Beginnen Sie mit geringer Intensität, und steigern Sie die Belastung von Trainingseinheit zu Trainingseinheit allmählich.
- Nach längeren Trainingspausen sollten Sie nicht gleich wieder jenes Pensum absolvieren, das Sie vor der Unterbrechung bewältigen konnten. Führen Sie den Neubeginn mit einem reduzierten Programm durch.
- Achten Sie generell darauf, keine Übungen mit intensiver Belastung mehr auszuführen, wenn Sie durch das vorhergehende Training bereits ermüdet sind. Das gilt besonders für Bewegungen, die Kraft und Schnelligkeit erfordern.
- Nicht gesichert ist, ob passives Dehnen gegen Muskelkater hilft.
- Eventuell lässt sich der Bewegungsschmerz durch vorsichtiges passives Dehnen – also mit Bedacht ausgeführte Stretching-Übungen – vorübergehend abschwächen.[9]

»vermutlich« die Beschwerden lindern.[10] Die Wirksamkeit einer vorbeugenden Behandlung – etwa durch Vitaminsupplemente – ist zumindest umstritten, wenn nicht gar widerlegt.[11]

Ob häufiger Muskelkater schädlich für das Gewebe sein kann, darüber gehen die Meinungen auseinander.[12] Unter der Annahme lauter kleiner Muskelrisse mit nachfolgender Vernarbung könnten diese den Muskel unbeweglich werden lassen. Im Einzelfall kann ein ausgeprägter Muskelkater jedenfalls die Vorstufe zu einer echten Muskelzerrung oder im schlimmsten Fall sogar eines Muskelrisses sein.[13] Ein einmaliger Muskelkater dürfte allerdings keine bleibenden Schäden hinterlassen.

41 Mit Stretching gegen den Kaltstart?

Passives Dehnen steigert weder die Leistung, noch ist es zum Aufwärmen einsetzbar

Wir wollen uns nicht lange mit argumentativem Aufwärmen aufhalten, sondern starten flott mit der eiskalten Überzeugung: Zum Aufwärmen im Sport ist nach wie vor langsames Einlaufen am besten geeignet, eventuell auch im Stand durchgeführt. Die positiven Effekte dieser Form des Trainingsbeginns sind durch Studien hinreichend belegt.[1]

»Passives Dehnen«

Das so genannte »passive Dehnen«, seit den achtziger Jahren auch als »Stretching« bekannt und in Mode gekommen, hat hingegen mit Aufwärmen rein gar nichts gemein. All jene Hobbysportler, die vor dem Training mit Hingabe und mehr oder minder richtiger Technik ihre Muskeln dadurch in Schwung bringen wollen, indem sie über Parkbanklehnen grätschen, im Hohlkreuz wippen oder Nordic-Walking-Stöcke hinter dem Rücken verwinden, haben also prinzipiell etwas falsch verstanden.

Beweglichere Gelenke

Freilich hat auch Stretching durchaus seine Berechtigung, doch ist diese nach aktuellem Stand der wissenschaftli-

Die gefährlichsten Sportarten

Zur Vorbeugung gegen Sportverletzungen sind – statt »Stretching« alleine – Aufwärmen durch langsames Einlaufen und passives Dehnen in Kombination zu empfehlen. Die folgende Auflistung nach Unfallrisiko[2] zeigt, für welche Sportarten ein Aufwärmprogramm statistisch betrachtet besonders wichtig sein kann. Die einzelnen Bewegungsformen sind nach der Zahl der Unfälle pro jeweils 1000 Ausübende gereiht:

▶ Fußball	71
▶ Sonstiger Ballsport	38
▶ Alpiner Skilauf	15
▶ Sonstiger Wintersport	12
▶ Turnen, Gymnastik	11
▶ Wandern, Bergsteigen	8

chen Forschung[3, 4, 5, 6] wesentlich weniger umfassend, als es diverse Propheten noch vor wenigen Jahren in Aussicht stellten.

Zwei Sportwissenschaftler der Universität des Saarlandes etwa wiesen in einer groß angelegten Analyse der einschlägigen Forschungsarbeiten auf gerade zwei amerikanische Studien hin, die zwar nachweisen konnten, dass sich das Verletzungsrisiko durch Dehnen reduziert. Allerdings nur um fünf Prozent. Das bedeutet, rechnen die Autoren vor, dass ein normal Sport treibender Mensch mehr als 20 Jahre dehnen müsste, um eine einzige Verletzung zu vermeiden. Die praktische Relevanz kann damit mehr als infrage gestellt werden.[6]

Von außen unterstütztes Dehnen scheint seit neuesten Untersuchungen zudem eher eine Auswirkung auf das Nervengewebe im Muskel zu haben anstatt auf die Muskelfasern selbst.[7] Und das hat wiederum – im Gegensatz zu dem dabei subjektiv erlebten »Dehnungsempfinden« – zur Folge, dass die Muskeln mit einer tonischen Reaktion die zu erwartende mechanische Belastung zu konterkarieren versuchen.

Mit anderen Worten: Übermäßiges Dehnen würde eher zu einer Verkrampfung führen. Sogar die klassischen Versuchsanordnungen derartiger Dehnungsstudien wurden zuletzt schon hinterfragt.[8]

Abnahme der Maximalkraft

Im Allgemeinen ist vom Stretching keine Erhöhung der sportlichen Leistungsfähigkeit zu erwarten. So werden etwa in einer deutschen Studie dagegen Abnahmen der Maximalkraft nach passivem Dehnen von bis zu 23 Prozent aufgelistet.[9] Auch von einer Wirkung der sanften Technik gegen Muskelkater kann nicht mit Sicherheit ausgegangen werden, ebenso wenig wie von einem positiven Einfluss auf »verkürzte Muskeln«. Stretching kann nur den Bewegungsumfang erhöhen, denn streng genommen können Muskeln gar nicht »verlängert« werden.

So machen Sie es richtig

»Stretching«, also Dehnen, ohne dabei zu wippen oder zu federn, sollte konzentriert durchgeführt werden. Denn immerhin gilt es, den Dehnungszustand der Muskulatur genau zu »erfühlen«. Übungsziel ist nicht das Aufwärmen vor einer anderen sportlichen Betätigung, sondern eine Steigerung der Beweglichkeit. Im Gegenteil: Direkt vor einer sportlichen Höchstleistung schadet Stretchen mehr, als es bringt.

Zunächst ist es wichtig, genau über die Funktion des Muskels Bescheid zu wissen sowie über seine Lage, also wo er an einem Knochen ansetzt. Nur so kann gezielt gedehnt werden. Viele an sich empfehlenswerte Übungen bleiben in der Praxis wirkungslos, weil manchen Trainierenden das anatomische Grundwissen fehlt und die Übung dann falsch ausgeführt wird.

- »Schleichen« Sie sich langsam in die Dehnposition »ein«. Es sollte zwar ein Ziehen spürbar werden, aber keinesfalls ein Schmerz.
- Verbleiben Sie zehn bis 30 Sekunden in dieser Position.
- Wenn Sie nach dem Nachlassen des Zugs die Dehnung verstärken und weitere zehn bis 30 Sekunden halten, wird die Wirkung noch effektiver.
- Wiederholen Sie Dehnübungen drei- bis viermal.
- Achten Sie auf eine ruhige und gleichmäßige Atmung.
- Beginnen Sie mit Ihrer »unangenehmeren« Seite. Wer ohnehin zu »Überbeweglichkeit« neigt, sollte das passive Dehnen nicht übertreiben oder ganz darauf verzichten.

Als gesichert gilt nur, dass passives Dehnen in jenen Sportarten zur Leistungsvorbereitung von Vorteil sein kann, für die eine große Beweglichkeit der Gelenke besonders wichtig ist. Dazu zählt etwa Geräteturnen, welches jedoch im Breitensport meist keine wirklich große Rolle spielt. Bei diesen Sportarten wird aber empfohlen, nur ebenjene Gelenke zu »mobilisieren«, also beweglich zu machen, die für diesen Bewegungsablauf speziell benötigt werden.

Für mehr Beweglichkeit hat das passive Dehnen denn auch durchaus seine Berechtigung im Freizeit- und Hobbysport – allerdings ohne dass dabei mehr Leistung oder gezielte Verletzungsvorbeugung erwartet werden dürfte.

Weshalb an dieser Stelle auch keinesfalls völlig vom Stretching abgeraten wird. Seine Wirkungen sollten jedoch nicht überschätzt werden, und wenn, dann sollte es richtig betrieben werden.

Das heißt als eigenständige Übungseinheit, die mit derselben Konzentration durchgeführt werden muss wie eine Sportart selbst.

42 Hanteln machen Frauen männlich?

Die Angst vor unnatürlichem Muskelzuwachs beim Krafttraining ist unbegründet!

Wer kennt sie nicht – die mit knappen Triangel-Bikinis kaum bedeckten Körper weiblicher Bodybuilder. Als lebende, dreidimensionale anatomische Schaubilder stellen sie nur für einen geringen Teil der weiblichen (und männlichen) Bevölkerung das ästhetische Idealbild dar. Weil sie aber mit Kraftsport gleichgesetzt werden, halten sie nicht wenige Zeitgenossinnen überhaupt von sportlichen Aktivitäten in der Kraftkammer ab.

Grundsätzlich funktionieren Muskeln und deren Training bei Frauen qualitativ natürlich genauso wie bei Männern – mit exakt der gleichen Wirkung. Aber: Quantitativ unterscheidet sich das weibliche Verhältnis der Muskelarten zueinander und zum übrigen Körpergewebe natürlich deutlich von dem männlichen. Deswegen ist die äußerliche Sichtbarkeit von Krafttraining bei Frauen schwächer ausgeprägt: Um als Frau überhaupt deutliches Muskelwachstum zu erzielen, ist mindestens zweimaliges, hochintensives auslastendes Krafttraining pro Woche notwendig, begleitend mit einer sehr eiweiß- und kohlenhydrathaltigen Ernährung, um nach frühestens sechs bis acht Wochen deutliche Veränderungen zu bemerken. Rascher und augenfälliger muss es im Hinblick auf Alltagsbelastungen auch nicht erfolgen. Die Angst vor unnatürlichem Muskelzuwachs liegt im falschen Klischeebild: Weibliche Bodybuilder stehen bei Dopingexperten unter Verdacht, anabole Steroide zu nehmen. Die genetische Veranlagung bezüglich des zugrunde liegenden Hormons Testosteron reicht für einen derartigen Muskelaufbau meist nicht aus. Krafttraining für Frauen erzielt hingegen deutliche Erfolge sogar bei Schwangerschaftsverlauf und Geburt[1] sowie beim Gesamterscheinungsbild der Figur. Eine Gruppe von deutschen Forschern hat zudem gezeigt, dass Sport den beschleunigten Knochenabbau (Osteoporose) bremsen kann.[2]

Gleichzeitig, so meint etwa Werner Kieser, Erfinder der gleichnamigen Trainingsmethode im Bereich der Gesundheitsprävention, wird auch die weibliche Brust durch das Training der darunter liegenden Muskulatur positiv beeinflusst und angehoben.[3] Sein simpler Rat gegen die Angst vieler Frauen, durch das Krafttraining zu vermännlichen:

Die Belastungssteigerung (nicht das Training an sich!) »einfrieren«, sobald die gewünschte oder maximal tolerierbare Muskelausprägung erreicht ist.

43 Das Training hört mit dem Duschen auf?

Die Erholungsphase gehört ebenso zum Trainingsprogramm wie die Belastung

»Heute haben wir aber gut trainiert«, freuen sich so manche, die besonders intensiv und lange an Hanteln, Geräten, Laufband oder Fahrradergometer am Werke waren – und ab geht es unter die Dusche, womit das Training für den heutigen Tag vermeintlich beendet ist. Allerdings: Eigentlich beginnt das Training »mit dem Duschen« aber erst so richtig, denn in der Erholung liegt die Kraft – heißt es nicht ganz zufällig.

Neue Erkenntnisse zeigen: Die Rekreation und Regeneration nach dem Training hat denselben Stellenwert wie das Training selber. Der Körper braucht nämlich ausreichend Zeit und Möglichkeit, auf die Belastung angemessen zu reagieren.

Superkompensation

Direkt bei und nach der körperlichen Aktivität wird zunächst einmal die Ermüdung spürbar, und die Leistungsfähigkeit nimmt ab. Nach einiger Zeit beginnt sie dann aber wieder auf das Ausgangsniveau anzusteigen, denn im Körper wurden inzwischen die nötigen »Reparaturarbeiten« ausgeführt. Dazu zählen etwa der Abbau von Laktat, also Milchsäure, die durch die Bewegung entstanden sein kann, oder die Regeneration von Binde- und Stützgewebe.[1] Grundsätzlich lassen sich dabei folgende Stadien analysieren (Stresstheorie nach Selye):

- Stressauslöser – Belastung
- Alarmreaktion – Bereitschaftsstellung
- Anpassung – Ergostase
- Ermüdung – Reduktion der Leistungsfähigkeit
- Wiederherstellung – Erholung bis zum Ausgangsniveau
- Superkompensation – Trainingseffekt.

Wenn die Belastung durch körperliche Bewegung das richtige Ausmaß hatte – also nicht zu gering war oder so hoch, dass »übertrainiert« wurde –, dann kann der Körper in der Erholungsphase sogar so viel neue »Substanz« aufbauen, dass die Leistungsfähigkeit geringfügig höher ist als vor der Trainingseinheit.[2] Diesen Effekt nennen Sportwissenschaftler Superkompensation.

»Cooling Down«

Wichtig: Je bewusster die Rekreation gestaltet wird, umso höher die Superkompensation. Das bedeutendste Element dazu dürfte das so genannte »Cooling Down« (früher: »Auslaufen«) sein. Untersuchungen haben gezeigt, dass ein ca. 20-minütiges Auslaufen die Wiederherstellungszeit um einige Stunden verkürzen kann. Außerdem unterscheiden die Sportmediziner pädagogische, medizinisch-biologische und psychologische Maßnahmen. Darunter gehören etwa bewusstes Beobachten der Veränderung des Organismus (Verringerung des Muskeltonus), Entspannungsduschen, regenerative Sauna, Wärme- und Kältebehandlungen, Massagen, Physiotherapie, Ernährung (Flüssigkeitsersatz), autogenes Training, ausreichend Schlaf.[3]

Die optimale Relation

Die zweite Schlussfolgerung dieses Mechanismus: Neue Belastungsreize (u. U. wachsenden Ausmaßes) dürfen nicht zu früh gesetzt werden. Zum richtigen Zeitpunkt aber können sie die Leistungsfähigkeit kontinuierlich steigern. Das ist sportwissenschaftlich schon seit langem als »Prinzip der optimalen Relation von Belastung und Erholung« bekannt.[4]

Dies sollte zunächst vor allem dadurch geschehen, dass häufiger und länger trainiert wird – nicht: härter. Intensitätserhöhungen etwa durch höheres Tempo oder schwerere Gewichte sollten Anfänger eher vermeiden, um Überforderungen vorzubeugen.

Das Problem, das sich beim Hobbysport in Bezug auf die »optimale Relation von Belastung und Erholung« dann oft stellt, ist vor allem, dass die »Belastungsreize« alles andere als bestmöglich verteilt sind. Oder kurz gesagt: Viele sport- und fitnessbewusste Menschen trainieren nur am Wochenende, dann aber so viel wie möglich. Dies kann jedoch nicht nur zu relativ lang anhaltender Erschöpfung und relativ

So machen Sie es richtig

Um die Erholungsphase nach dem Sport gezielt für eine rasche Wiederherstellung der Leistungsfähigkeit zu nutzen, ist es zunächst besonders wichtig, das Training mit einigen Minuten langsamen Auslaufens ausklingen zu lassen. – »Cooling Down« heißt dieser bewährte Tipp für gesundheitsbewusste Fitnessfans. Und unter der Dusche »beginnt« ein gezieltes Sportprogramm dann erst so richtig. Zum Beispiel mit:

- Warmen Entspannungsduschen von fünf bis zehn Minuten, bei denen bestimmte Muskelgruppen mit der Handbrause gezielt behandelt werden können.
- Wechselduschen sind hingegen eher etwas für »unverfrorene« Athleten und bestehen aus zwei- bis dreimaligem Wechsel von ein bis zwei Minuten warmem Duschen und zehn bis 30 Sekunden kaltem Duschen.
- Entmüdungsbäder sind nichts anderes als ein klassisches Vollbad von zehn bis 20 Minuten plus etwa 20 bis 30 Minuten Ruhezeit, die sich Sportler danach noch gönnen sollten.
- Zudem wirkt natürlich auch die Sauna regenerativ, sofern sie eine Temperatur von maximal 80° Celsius hat und ausreichend trocken ist. Auf einen Aufguss sollte also verzichtet werden.
- Nicht zuletzt zählen auch Massagen[5] zu den effizientesten Maßnahmen für gezielte Erholung nach dem Training. Sie ermöglichen mentale Entspannung und wirken

sich auf den gesamten Organismus positiv aus – von den Muskeln, Sehnen, Bändern und Gelenken über den Blut- und Lymphkreislauf bis zum Nervensystem.

ungünstigen Trainingseffekten führen, sondern manchmal entstehen durch die Überbelastung sogar Verletzungen.

Zum Training gehören Pausen

Zu einer Trainingswoche gehören deshalb auch Pausentage. In aller Regel ist es günstiger, etwa drei oder vier Trainingseinheiten von jeweils 30 bis 60 Minuten über eine ganze Woche zu verteilen und dazwischen Tage der Muße einzuplanen, als beispielsweise nur am Samstag und Sonntag ein überdimensioniertes »Power-Programm« umzusetzen. Für die allgemeine Fitness kann es auch ratsam sein, abwechselnd verschiedene Belastungsformen auszuüben: Zum Beispiel statt nur die Ausdauer zu trainieren hin und wieder eine Ballsportart, eine Bergwanderung, moderates Krafttraining oder Musikgymnastik einzuplanen.

44 Die Kraftkammer nur für Bodybuilder?

Jeder kann mit gezieltem Krafttraining seine Fitness steigern

Zugegeben: Die Hemmschwelle ist hoch. Da sage einer, er lege noch relaxt Hand an die immer noch nackerte, aber dennoch sauschwere Hantelstange (20 Kilo), während daneben ein Schwarzenegger-Double Gewicht um Gewicht festklemmt, bevor er gemütlich auf der Bank seine Wiederholungen durchzieht – zum Aufwärmen. Dass er mitleidig grinst, weiß man, ohne hinzusehen.

In Wirklichkeit allerdings hat Krafttraining zu Fitnesszwecken so gut wie nichts mit Bodybuilding zu tun. Aber viel mit Prävention zivilisatorisch bedingter Mangelerscheinungen.[1, 2] Durch Bewegungsdefizit, beruflich einseitige Belastungen, aber auch einseitige Sportausübung können auch Muskelgruppen »einseitig« ausgebildet werden. Viele Experten sehen darin die Ursache weit verbreiteter gesundheitlicher Beschwerden – von Kopfschmerzen bis zu Bandscheibenvorfällen.[3]

Einseitige Belastungen

Der Mechanismus ist immer der gleiche: Prinzipiell hat jeder Muskel oder jede Muskelgruppe im Körper einen Gegenspieler, der die Bewegung in die andere Richtung organisiert. Bei Klimmzügen und Liegestütz etwa spielen Bizeps und Trizeps im Oberarm zusammen. Ist so ein »Gegenspieler« einer gut trainierten, bevorzugten Muskelgruppe vergleichsweise untrainiert, kann es dazu kommen, dass Gelenke während der Belastung nicht ausreichend von der anderen Seite abgestützt werden.

Beispielsweise wenn die Rückenmuskeln in Relation zu den Bauchmuskeln eher schwach sind oder die Schulterblattmuskulatur im Verhältnis zu den Brustmuskeln.

Die beanspruchten Körperregionen werden dann sozusagen permanent »verzogen«. Verspannungen, einseitige Bewegungsabläufe und schließlich einseitig besonders stark ausgeprägte Verschleißerscheinungen können die schmerzhafte Folge sein. Wenn etwa eine starke Nackenmuskulatur fehlt, ziehen die von Haus aus besser trainierten Brustmuskeln die Schultern nach vorne. Das kann dann Spannungen im Nacken hervorrufen, die sich wiederum in Kopfschmerzen äußern können.

»Gegenspieler« trainieren

Umgekehrt kann ein Training der Gegenspieler das Gleichgewicht wieder herstellen und Verspannungen verringern. Sogar relativ schwere Beschwerden wie Bandscheibenvorfälle – die oft mit schwacher Rückenmuskulatur einhergehen – oder die Gelenkerkrankung Arthritis können durch richtig ausgeführtes Training gelindert werden.[4] Dabei muss bei Krafttraining nicht immer ein Gerät mit im Spiel sein. Es gibt ausgezeichnete Übungen, die die Muskulatur ohne Hanteln, Maschinen oder Seilzüge stärken. Ein weiterer Vorteil: Prinzipiell nutzt Krafttraining im Vergleich zu anderen Bewegungsformen den Bewegungsapparat relativ wenig ab.

Tumbe Bodybuilder?

Das Klischee vom »tumben Bodybuilder«, der vor lauter Kraft nicht mehr gehen kann, hat seinen Ursprung in einer durch anabole Steroide – also verbotene Wirkstoffe für mehr Muskelmasse – verzerrten Spitzensportvariante. Die Wirklichkeit sieht anders aus: Starke Muskeln machen nicht automatisch langsam. Sie befähigen sogar eher zu schnelleren Bewegungen – vorausgesetzt, die Koordinationsfähigkeit wurde ebenso mittrainiert. Krafttraining verringert auch nicht automatisch die Beweglichkeit. Im Gegenteil: Bei korrekter Ausführung wird diese sogar erhöht, da Muskeln unter Belastung gedehnt werden.

Muskeln werden nicht zu Fett

Auch die Behauptung, dass Muskeln zu Fett umgewandelt werden können, wenn ein Krafttraining nach Monaten oder Jahren schließlich abrupt nicht mehr weiterbetrieben wird, gehört ins Reich der Märchen. Wenn der Muskel nicht mehr den gewohnten Spannungen ausgesetzt ist, baut er sich einfach so ab, wie er sich aufbaute, als er höheren Belastungen ausgesetzt wurde. Vereinfacht dargestellt, »läuft der Film dann rückwärts«.

Falsch ist auch die Annahme, dass ohne sportliche Vor-

So machen Sie es richtig

- Um ein ausgeglichenes Muskeltraining zu ermöglichen, werden manche Geräte bewusst eine Zeit lang gemieden, um eine einseitige Körperhaltung nicht noch zu verstärken. Das Programm wird durch Koordinationstraining ergänzt, um gleichzeitig auch die Beweglichkeit und Schnelligkeit zu fördern.
- Die Schwere der Hanteln oder die Höhe des Widerstands bei bestimmten Geräten sagt nichts darüber aus, wie effizient das Training ist. Das gilt speziell auch für Anfänger. Zu hohe Gewichte können zu Verletzungen führen. Viel besser ist es deshalb, Gewichte und Belastungen zu reduzieren und dafür die Zahl an Wiederholungen zu steigern.
- Krafttraining benötigt ungefähr genauso viel Zeit, bis es wirksam wird, wie Ausdauertraining – auch wenn sich Letzteres zeitaufwändiger anhört.

bildung kein Krafttraining begonnen werden sollte. Werner Kieser, Erfinder der gleichnamigen Trainingslehre zur Gesundheitsprävention, sieht es genau umgekehrt: »Es ist gefährlich, mit Sport zu beginnen, ohne die notwendige muskuläre ›Infrastruktur‹ zu schaffen, also die Muskeln und damit auch Knochen und Sehnen zu stärken. Krafttraining ist Aufbau, Sport Verbrauch.«[5]

Höherer Ruheumsatz

Ein weiterer großer Vorteil eines muskulösen Körpers: Muskeln sind besonders »Stoffwechsel-aktives« Gewebe, das auch im Ruhezustand relativ viel Energie verbraucht. Pro halbem Kilo zusätzlicher Muskelmasse werden täglich 50 Kalorien mehr »verbrannt«, und zwar noch ganz ohne Sport zu betreiben.[6] Da heißt es umdenken: Richtig fitte Sportler beeindrucken nicht deswegen mit ihrem Waschbrettbauch, weil sie sich beim Essen gängeln oder mit Diäten quälen. Im Gegenteil: Gerade weil sie muskulös sind, können sie mehr essen, ohne zuzunehmen.

Allerdings: Die Skepsis vor den chromblitzenden Maschinen und der eindimensionalen Verengung der Fitnesskomponente in der Atmosphäre mancher »Muckibuden« hat einen wahren Kern. Denn unkorrekt durchgeführtes Krafttraining weist zahlreiche potenzielle Risiken auf, die den möglichen gesundheitlichen Nutzen rasch wieder zunichtemachen können.[7]

Durch unsachgemäße Handhabung, übertriebenen Ehrgeiz und häufig auch durch falsche Anleitung von unqualifizierten Trainern kann Krafttraining unabhängig von Alter und Geschlecht zu erheblichen Verletzungen und Schäden am Stütz- und Bewegungsapparat führen.[8]

Darüber hinaus ist Personen mit bereits erhöhtem Risiko für Herz-Kreislauf-Erkrankungen von bestimmten Kraftbeanspruchungen speziell abzuraten.

Das gilt vor allem für Belastungen mit hoher Intensität, bei denen häufig die so genannte »Pressatmung« erfolgt.

Als Folge des Pressens, vor allem bei statischen Kraftbeanspruchungen, kann es zu Beeinträchtigungen der Durchblutung bis hin zum Kreislaufzusammenbruch kommen.[9, 10]

Risikogruppen sollten daher vor dem Beginn eines Krafttrainings eine ärztliche Freigabe einholen.

45 Sport ist nur etwas für Junge?

Gerade Seniorensport wirkt gegen Altersbeschwerden!

Eine Erhebung hat gezeigt, dass bereits unter den 55- bis 64-Jährigen 40 Prozent nicht mehr in der Lage sind, ein Gewicht von 4,5 Kilogramm zu heben. Was ungefähr einer gut, aber nicht reichlich gefüllten Einkaufstasche entspricht.[1] In der Altersgruppe der 75- bis 84-Jährigen sind es bereits 65 Prozent. Die durchschnittlichen Kraftleistungen lassen bei Männern bereits ab dem 25. und bei Frauen sogar schon ab dem 20. Lebensjahr nach. Es ist jedoch in jedem Alter noch möglich, mit einem Trainingsprogramm zu beginnen, das dieser Entwicklung entgegensteuert.

Es ist nie zu spät

Wissenschaftler der US-amerikanischen Pennsylvania State University haben 144 Studien zum Thema Training im Alter gesichtet. Dabei sind sie zu dem Ergebnis gekommen, dass ältere Menschen sogar ähnliche Trainingseffekte erzielen können wie jüngere, und zwar sowohl im Kraft- (Kraftzuwächse zwischen neun und 227 Prozent) als auch im Ausdauerbereich. Und eine Studie der Universität von Los Angeles belegt, dass sogar in Pflegeheimen mit einem Fitnessprogramm von nur wenigen Minuten Dauer pro Tag positive Effekte erzielt werden konnten.[2]

Krafttraining gegen Atemnot?

Bei bestimmten Beschwerden kann ein von Experten gezielt auf die Bedürfnisse der Patientinnen und Patienten abgestimmtes Krafttraining gesundheitsförderlich sein, legt eine deutsche Studie über die chronisch-obstruktive Lungenerkrankung (COPD, Chronical Obstructive Pulmonary Disease) nahe.[4] Im fortgeschrittenen Stadium kann dabei bereits bei Alltagstätigkeiten wie Waschen oder Anziehen Atemnot auftreten, in Deutschland bereits die vierthäufigste Todesursache. Wer jetzt an Gymnastik wie »Armkreisen« oder »Zehenstand« denkt, liegt falsch. Peter Richard Wright vom Institut für Sportwissenschaft der Ruhr-Universität Bochum ließ die Studienteilnehmer vielmehr ein Aufbauprogramm mit schweißtreibenden Übungen wie Bankdrücken oder Kniebeugen machen. Schon nach wenigen Wochen waren die Testpersonen physisch und psychisch (!) gestärkt.

100-Meter-Lauf mit 100

Dass auch in höchstem Alter noch Spitzenleistungen möglich sind, verrät ein Bericht der deutschen Zeitung »Die Welt«[3]: Diesem ist zu entnehmen, dass der Südafrikaner Philip Rabinowitz 2004 den zwei Jahre alten Rekord des Australiers Erwin Jaskulkis über 100 Meter um nicht weniger als rund zehn Sekunden unterboten hat. Was ihn mit einer handgestoppten Zeit von 28,7 Sekunden zum schnellsten 100-Jährigen über 100 Meter gemacht hätte. Doch leider: Die elektronische Zeitmessung versagte den Dienst. Rabinowitz' Rekord fand deshalb keine offizielle Anerkennung.

46 Erst Eiweißpräparate builden den Body?

Proteinshakes und -pulver sind auch für Kraftsportler meist unnötig, hoch dosiert sogar schädlich

»TurboProtein«, »SuperProtein« oder »X-Treme Muscle Gainer«[1] – glaubt man »Spezialisten« in so manchem Fitnessstudio, kommt auch der Hobby-Bodybuilder nicht ohne zusätzliche Eiweiß- oder Aminosäuren-Präparate aus. Den Kunden erzählt man von Muskelzuwachs, in Wirklichkeit allerdings geht es eher um Kontozuwachs – der Hersteller.

Der wahre Kern der Fitnesslüge

Entgegen der lange Zeit üblichen Eingrenzung auf Kraftsportler weiß man heute, dass Aktive aller Sportarten einen erhöhten Bedarf an Proteinen haben, auch Ausdauersportler (siehe Kasten). Dort vor allem zum Erhalt der Muskelmasse, nach dem Verschleiß von Muskelfasern. Nur ein kleiner Teil des Proteins wird zur Energiegewinnung herangezogen. Vor allem dann, wenn bei Kohlenhydratmangel einzelne Eiweißbausteine in Glukose umgewandelt werden, um den Blutzuckerspiegel aufrechtzuerhalten.

Allerdings: Im Breiten-, Hobby- und Vereinssport können die Eiweißmengen problemlos über normale Lebensmittel zugeführt werden. Auch im Spitzensport wäre es theoretisch möglich, wäre die Zeit durch umfangreiche Trainings- und

Wettkampfzeiten nicht oft zu kurz und die Pausen zwischen den Belastungen zu klein. In diesen Fällen können – unter fachlicher Beratung – spezielle Sportlerprodukte Sinn machen.[2, 3]

Eiweißbedarf meist überschätzt

Noch vor zehn Jahren wurde Kraftsportlern eine Menge von vier Gramm Eiweiß pro Kilo Körpergewicht und Tag empfohlen. Mittlerweile weiß man, dass selbst Spitzensportler nicht mehr als zwei Gramm pro Kilo und Tag benötigen, auch wenn dies manche Autoren von Sportratgebern nicht wahrhaben möchten.[4, 5, 6] Während der normalen Trainingsphase und je nach Sportart kommen Sportler sogar mit noch weniger aus.

Eiweißbedarf in Gramm pro Kilogramm Körpergewicht und Tag (Quelle: IMSB)

Dies sind Angaben, die sich auf Wettkampfsportler beziehen:

Ausdauersportler	1,2–1,4
Ausdauersportler extrem	1,6–1,8
Schnellkraftsportler	1,5–1,7
Kraftsportler	1,5–2,0
Eiweißbedarf eines gesunden Erwachsenen	**0,8**

So machen Sie es richtig

Beispiel: Ein Kraftsportler, der 85 Kilo wiegt, regelmäßig trainiert und an Wettkämpfen teilnimmt, hat einen Eiweißbedarf von maximal 1,5 bis 2,0 Gramm pro Kilo Körpergewicht und Tag. Also insgesamt 128 bis 170 Gramm Eiweiß. Wenn er folgende Lebensmittel in seinen Tagesplan einbaut, kann er diesen Bedarf locker ohne Zusatzpräparate decken:

Lebensmittel: Eiweißgehalt	
1 großer Becher Joghurt	~17 g
10 EL Haferflocken	~14 g
½ bis 1 l fettarme Milch	9–18 g
1 Portion Putenbrust	36–50 g
200 g Erbsen	~12 g
2 Scheiben Vollkornbrot	~8 g
80 g Schinken	~19 g
½ bis 1 Pkg. Topfen	16–33 g
Summe	**131–171 g**

Normalsterbliche, die keinen Leistungssport betreiben, haben einen Eiweißbedarf von täglich 0,8 Gramm pro Kilo Körpergewicht.[7] Tatsächlich essen die Österreicher allerdings deutlich mehr Eiweiß als empfohlen. Laut letztem Ernährungsbericht etwa 1,2 Gramm pro Kilo Körpergewicht und Tag.[8]

Wie gering der Mehrbedarf nur für den Muskelaufbau ist, zeigt ein einfaches Rechenbeispiel. Von fünf Kilo Muskelzuwachs pro Jahr (etwa das maximal Mögliche) ist nur ein Kilo zusätzliches Eiweiß, der Rest Wasser. Das sind läppische 2,7 Gramm Eiweiß zusätzlich pro Tag: Ein halbes Glas Milch oder zwei Esslöffel Topfen, und der Fall ist erledigt.[9]

Ernährungswissenschaftlich überhaupt korrekt ist, wer pflanzliche und tierische Eiweißlieferanten schlau kombiniert.

Wie etwa bei Kartoffeln plus Ei (z. B. Gröstel, Spiegelei mit Erdäpfel), Getreide mit Milch (z. B. Palatschinken, Müsli, Vollkornbrot mit Käse), Getreide mit Hülsenfrüchten (Erbsensuppe mit Vollkornbrot, Bohnensuppe mit Reis) oder Getreide mit Ei (Eierspeise mit Vollkornbrot, Palatschinken). Dann ergänzen sich deren Aminosäuren, und es kann sogar eine besonders hohe »biologische Wertigkeit« erreicht werden. Aus pflanzlichem Eiweiß alleine kann in der Regel weniger Körpereiweiß aufgebaut werden als aus derselben Menge tierischem Eiweiß.

Überversorgung birgt Probleme

Zu viel Eiweißpulver hingegen (mehr als zwei Gramm/Kilo Körpergewicht/Tag) geht nicht nur an den Geldbeutel, sondern sprichwörtlich an die Nieren, weil höhere Mengen ausscheidungspflichtiger Stickstoffverbindungen anfallen. Die Trinkmenge sollte daher deutlich erhöht werden. Zu viel Eiweiß führt außerdem zu einer erhöhten Kalzium-

Vegetarier im Sport

Grundsätzlich ist es auch für Sportler möglich, sich vegetarisch zu ernähren, vor allem im Ausdauersport.

Zum einen ist dabei aber eine (zumindest einmalige) Beratung durch Experten sinnvoll, um Fehler zu vermeiden. Zum anderen sollte es eine ovo-lacto-vegetarische Form sein, also jene, in der Eier und Milchprodukte gegessen werden und lediglich auf Fleisch und Wurstwaren, eventuell noch auf Fisch verzichtet wird. Problembereiche könnten die Eisenversorgung werden, besonders bei Frauen, sowie die Versorgung mit Vitamin B_{12}, das nur in tierischen Lebensmitteln und in milchsauer vergorenem Gemüse vorkommt. Im extremen Kraftsport kann es als Vegetarier schwierig werden, auf die notwendigen Eiweißmengen zu kommen, vor allem weil das Nahrungsvolumen dann sehr groß wird. Bei (Leistungs-)Sport treibenden Kindern und Jugendlichen ist eher davon abzuraten bzw. dies jedenfalls nur unter fachlicher Anleitung durchzuführen.

ausscheidung über den Harn. Dies kann die Kalziumbilanz und die Knochengesundheit verschlechtern und begünstigt die Bildung von Kalziumoxalatsteinen in der Niere. Zusätzlich gibt es Hinweise auf einen Zusammenhang zwischen überhöhter Eiweißzufuhr und Insulinresistenz.[10]

47 48 Sex vor dem Sport verringert die Leistung?

Geschlechtsverkehr darf auch im modernen Leistungssport Privatsache bleiben

Ja, früher! »Italian Stallion« Sylvester Stallone hält sich als Darsteller des Boxers »Rocky« zumindest zu Beginn der gleichnamigen Filmreihe noch an die Devise: Kein Wasser trinken in der Pause und kein Sex vor dem Kampf.
Ersteres ist vom Tabu fast schon zur Pflicht geworden, verrät der Besuch eines beliebigen Sportplatzes. Zweiteres bleibt bis heute hinter den Türen fremder Schlafzimmer weitgehend verborgen.

Mangels umfassender wissenschaftlicher Erhebungen kann nicht definitiv geklärt werden, ob sexuelle Aktivität die sportliche Leistung schmälert oder sogar das Gegenteil bewirkt. Allerdings: Auch ohne letztgültige Forschungsresultate der Sportwissenschaft sind im Gegensatz zur Vergangenheit strenge Kasernierungen im Mannschaftssport nicht mehr gang und gäbe. Es hat sich durchgesetzt: Wer will und kann, der darf.

»General Felipao«

Auch wenn es Ausnahmen gibt: Dazu zählt etwa Luiz Felipe Scolari, von Freunden liebevoll »General Felipao« genannt. Der grimmige brasilianische Fußballstratege hat seinem verwöhnten Milliarden-Ensemble bei der Weltmeisterschaft 2002 striktes Sexverbot verordnet. Der Erfolg gab ihm zumindest nicht Unrecht. Bekanntlich eroberten Ronaldo, Rivaldo & Co. beim Bewerb in Südkorea und Japan den insgesamt fünften Fußball-Weltmeistertitel für Brasilien. Schön für das Seleção-Team, weniger schön wahrscheinlich für die Frauen der Meisterkicker.

Sex- und Trainingsplan. Ausgerechnet die im Vergleich zu den Brasilianern nicht unbedingt als freizügig bekannten Schweizer nehmen Sexverbote im Sport hingegen nicht ohne eingehende Untersuchung hin. Stattdessen steuern sie eine der wenigen wissenschaftlichen Studien zu diesem Thema bei.[1]

Eine Forschergruppe des Universitätsspitals in Genf verordnete 15 Spitzenathleten einen strikten Sex- und Trainingsplan. An einem Tag hatten die Sportler zu Hause in vertrauter Umgebung frühmorgendlichen Sex mit ihren gewohnten Partnerinnen. Am folgenden war die Liebe am Morgen dann untersagt. Anschließend wurden die Athleten – acht Mannschafts- und fünf Ausdauersportler sowie zwei Gewichtheber – dann jeweils morgens, mittags und abends einem Test ihrer maximalen Belastungsfähigkeit am Fahrradergometer unterzogen.

Das Ergebnis: Insgesamt konnte kein abträglicher Einfluss der sexuellen Erquickung auf Leistungsfähigkeit oder Konzentration festgestellt werden. Mit einer geringfügigen Ausnahme: Beim morgendlichen Belastungstest am »Sextag« wurde in der Erholungsphase nach dem Ergometertraining eine Erhöhung der Herzfrequenz festgestellt.

48 Macht Radfahren impotent?

Dass Radfahren möglicherweise die Manneskraft beeinflussen kann, wird nicht nur in den Medien, sondern auch in wissenschaftlichen Studien von Urologen und anderen Medizinern immer wieder heftig diskutiert. Eine in diesem Zusammenhang oft zitierte Erhebung zweier Neurophysiologen des Universitätsspitals Trondheim in Norwegen ergab, dass »Impotenz und Gefühllosigkeit im Penis« im Radsport »möglicherweise häufiger« seien als bislang angenommen.[2] Weniger häufig wird erwähnt, dass die skandinavischen Mediziner in ihrer Studie denselben Verdacht für Taubheitsgefühle in den Fingern äußerten. Befragt wurden speziell 160 Teilnehmer eines jährlich stattfindenden Non-Stop-Rennens über 540 Kilometer.[3]

Impotenz ist nicht häufiger. Eine 2004 durchgeführte allgemeine Erhebung der urologischen Abteilung des Gesundheitszentrums der Universität von Connecticut in den USA besagt, dass Impotenz – oder Erektile Dysfunktion, so die aktuellere Bezeichnung – unter Radlern wahrscheinlich nicht häufiger ist als in der Bevölkerung allgemein. Bei dieser relativ umfassenden Studie wurden die Daten von 688 Radlern zwischen 18 und 77 Jahren ausgewertet.

Praktiker wie Rudi Altig[4] benötigen von vornherein keine wissenschaftliche Analyse, um ein Urteil zur Hypothese abzugeben, dass Radfahren möglicherweise die Ursache dauerhafter Impotenz sein könnte. »Totaler Quatsch«, so der deutsche Ex-Radweltmeister in einer TV-Sendung. Und Altig hat immerhin mehr als eine Million Kilometer auf Rennradsätteln verbracht.

Verminderte Durchblutung

Genau diese können allerdings in erhöhtem Ausmaß ein Phänomen auslösen, das Urologen der Universität Köln dokumentiert haben[5]: Radfahren in aufrechter Position kann durch den dabei entstehenden Druck auf den Dammbereich zwischen Genitalien und Gesäß tatsächlich eine vorübergehend verminderte Durchblutung des Penis und Gefühllosigkeit auslösen. Bei schmalen Sätteln, wie sie auch im Radrennsport üblich sind, sind diese Beeinträchtigungen im Vergleich zu breiten eher größer. Um dem entgegenzuwirken, werden deshalb inzwischen auch schon spezielle Sättel ohne Sattelnase oder mit Einkerbungen in der Mitte angeboten.

Wer Beschwerden vermeiden will, muss jedoch nicht unbedingt einen neuen Sattel erstehen, sondern hat auch noch vier weitere Möglichkeiten, drei davon kostenlos: das Fahren mit (teuren) Liegerädern, beim Radeln zwischendurch immer wieder vom Sattel aufzustehen, mehr Pausen einzulegen[6] oder die Trainingsdistanz insgesamt zu verkürzen.

In der Halbzeit geht nichts

Ein Detailergebnis, das die Schweizer Forscher zur Annahme veranlasst, dass »die Erholungsfähigkeit eines Athleten beeinflusst werden könnte, wenn er innerhalb von zwei Stunden vor einem Wettbewerb Geschlechtsverkehr hat«. Das aufgrund der geringen Zahl an Testpersonen an sich nicht sehr repräsentative Studienresultat kann auch so interpretiert werden, dass es einem anderen bekannten Fußballtrainer Recht gibt.

Berti Vogts soll zum Thema »Sex vor dem Spiel?« einmal gesagt haben: »Das können meine Jungs halten, wie sie wollen. Nur in der Halbzeit, da geht nichts.«[7]

Bleibt nur noch für Film- und Kampfsportfreunde eine Frage offen: Ob sich ein rundum befriedigter Rocky ebenfalls so rasch so weit nach vorne durchgeboxt hätte?

49 Fit an einem Wochenende?

Schnellsiedeverfahren bewirken wenig – außer erhöhtem Risiko

Weil der Zeitökonomie eine immer größere Rolle zugeschrieben wird, werden auch Fitnessprogramme zunehmend mit dem Faktor »Zeit« verkauft. Werbesprüche »Fit in fünf Minuten« oder »Fitnesswochenende« suggerieren, dass es eine Methode gebe, mit der das Ziel mit Abkürzungen erreicht werden könnte. Doch Instantprogramme schaden mehr, als sie nützen.[1]

Über die optimale Trainingshäufigkeit für Fitnesssportler wird ein heftiger wissenschaftlicher Diskurs geführt. »Besser einmal als gar nichts« sagen die einen. »Besser gar nichts, als sich einmal wehtun«, die anderen. Die meisten Studien, die den Schluss nahelegen, bereits mit zehn Minuten Walken würden Blutdruck oder Cholesterinwerte sinken, wurden meist an gänzlich Untrainierten durchgeführt.

Auch eine gerne zitierte Untersuchung der Uni Bayreuth[2], die nachwies, dass beim Krafttraining bereits mit wenigen Übungswiederholungen (»Einsatztraining«) beachtliche Erfolge feststellbar sind, ist keine Bestätigung von Kurzfristverfahren. Im Gegenteil: Die Probanden (ebenfalls untrainierte Uni-Angestellte) verpflichteten sich für fünf Monate(!) zu einer zweimal wöchentlich zu absolvierenden Übungsfolge – diese allerdings in einem sehr schlanken Umfang.

So machen Sie es richtig

- In der Literatur wird zur Verbesserung der Fitnesswerte meist ein zwei- bis dreimaliges Training pro Woche empfohlen – was gar nicht so wenig ist. Die ersten nachhaltigen Effekte: bereits nach sechs bis acht Wochen.[3]
- Dementsprechend müsste auch nach sechs bis acht Wochen die erste Änderung des Trainingsplans erfolgen, um den Belastungsreiz für den Körper zu erhöhen.
- Die Trainingseinheit an sich sollte nicht unter 30 Minuten liegen.

Auch eine Studie des Cooper-Instituts in Dallas, Texas, an 59 Frauen kam scheinbar zum Schluss, dass zumindest für gesundheitsfördernde Auswirkungen kein exzessives Training notwendig sei.[4] Allerdings: Jene Vergleichsgruppe, die darin zum Beweis den geringsten Trainingsaufwand absolvierte, walkte noch jeweils 4,8 Kilometer an fünf Tagen (!) die Woche. Also, keine Rede von »Fit an einem Wochenende«.

50 Schwimmen stärkt den Rücken?

Wer badet, statt zu schwimmen, kann durch falsche Körperhaltung orthopädische Probleme eher provozieren

Rückenschmerzen! Die erste Therapieempfehlung geben sich die meisten selber: Schwimmen. Nicht ganz zu Unrecht, allerdings pflegen erfahrene Orthopäden meist zu warnen: »Wenn Sie richtig schwimmen, gut. Aber die meisten gehen eher baden.«

Die Auflösung der kryptisch-medizinischen Relativierung: Die orthopädisch korrekte Form des Schwimmens, die auch den bekannten gesundheitlichen Aspekt einbringt, hat meist nichts damit zu tun, wie Gelegenheitssportler sich im Wasser bewegen. Der größte, aber am häufigsten zu beobachtende Fehler: eine aufrechte Schwimmhaltung, der Kopf wird permanent oberhalb der Wasserlinie gehalten. Planschen im »Tauchsiederprinzip«: Senkrecht statt waagrecht im Wasser schweben, Wärme abgeben und nicht weiterkommen.

Messungen der Kraftübertragung haben gezeigt, dass Breitensportler bestenfalls ein bis zwei Prozent (Leistungssportler acht bis zehn Prozent) der Energie in Vorwärtsbewegung umwandeln können.[1] Der Rest verpufft tatsächlich als Wärme. Die Muskeln rund um die Wirbelsäule verkrampfen durch diese Kopfhaltung (»Schwanenhals«) mehr, als dass sie entlastet bzw. gestärkt werden. So empfiehlt etwa

So machen Sie es richtig

- Der Kopf muss bei jedem Schwimmzug in das Wasser gelegt werden, damit die Wirbelsäule gerade gestreckt ist.[2] Wer seinen Kopf über Wasser zu halten versucht (etwa damit die Haare nicht nass werden), der überstreckt die Halswirbelsäule.
- Der korrekte Schwimmzug ist leichter mit Schwimmbrillen auszuführen. Wer abnehmen will, darf auch hier eine gewisse Belastungsintensität nicht unterschreiten.
- Rückenschwimmen ist aus gesundheitlicher Sicht Brust- und Kraulstil (Verletzungsgefahr »Schwimmschulter«[3]) vorzuziehen.

die deutsche AOK-Krankenkasse gleich anstatt Brust- das Rückenschwimmen.[4] Wie heikel Brustschwimmen selbst bei scheinbar perfektionierter Technik ist, zeigen Untersuchungen von Wettkampfsportlern[5]: Über 50 Prozent der Brustschwimmer leiden unter Überlastungsschäden der Wirbelsäule, gerade 15 Prozent des Trainings sollten – unter Gesundheitsaspekten – dem ebenfalls belastenden Delphinstil gewidmet werden.

Quellenverzeichnis

Einleitung

1 Hans-Dieter Krebs: »No sports« und die Wahrheit, Olympisches Feuer 5/6, Celle, 2001, S. 36–37

2 Hamel P., Simoneau J.A., Lortie G., Boulay M.R., Bouchard C.: »Heredity and muscle adaptation to endurance training«. Med Sci Sports Exerc. 1986 Dec; 18 (6): S. 690–696

3 »Unconventional risk factors linked to excessive CHD risk«, Artikel in: The official newspaper of the 4th International Conference on Preventive Cardiology, Sunday June 29 – Thursday July 3 1997; http://www.mednet.ca/Cardiovascu lar1997I4p8.htm

4 ÖSTERREICHISCHES BUNDESINSTITUT FÜR GESUNDHEITSWESEN – ÖBIG: 1. Österreichischer Männergesundheitsbericht mit besonderer Berücksichtigung der Männergesundheitsvorsorge (Eigenverlag Bundesministerium für soziale Sicherheit und Generationen 2004)

5 Gesundheitsbericht der deutschen Bundesregierung 2004

6 Petra Wagner (Bayreuth): »Körperliche Aktivität und Gesundheit – eine schwierige Beziehung«, in: Harry Schröder, Konrad Reschke (Hrsg.): »Gesundheit – Risiko, Chancen und Herausforderung«. Tagungsband des VI. Kongress für Gesundheitspsychologie der Deutschen Gesellschaft für Psychologie, Fachgruppe Gesundheitspsychologie, Universität Leipzig, Institut für Angewandte Psychologie in Zusammenarbeit mit dem Institut für Psychologische Therapie e.V. Leipzig, 2004

1 Ohne High Tech kein High Speed?

1 Ulrich Göhne, Stefan Grau, Institut für Sportwissenschaft, Universität Tübingen, 2002
2 Verein für Konsumenteninformation (VKI): Der Konsument, Juni 2003, S. 6
3 Quelle: Ärztezeitung online, 13. 11. 2002
4 Thomas Walser, Zürich, auf: www.dr-walser.ch
5 Carl Jürgen Diem, Muskelelastizität contra Dämpfung, Sammelband Condition 2002, Aachen, S. 36–39
6 Sportscience 5 (3). Quelle: sportsci.org/jour/0103/mw.htm
7 Sportscience 5 (3). Quelle: sportsci.org/jour/0103/mw.htm
8 Ogon M. et al.: »Footwear affects the behavior of low back muscles when jogging.« Int J Sports Med 22 (2001) S. 414–419. in: DEUTSCHE ZEITSCHRIFT FÜR SPORTMEDIZIN Jahrgang 53, Nr. 2 (2002)
9 Quelle: Ärztezeitung online, 13. 11. 2002

2 Gramm-weise schlank mit Fettwaagen?

1 »Genau im Trend«, Artikel in Konsument 4/2001
2 Ellis K. J.: »Measuring body fatness in children and young adults: comparison of bioelectric impedance analysis, total body electrical conductivity, and dual-energy X-ray absorptiometry.« Journal of the International Association for the Study of Obesity; VOL: 20 (9); S. 866–73 (1996)
3 Eliakim A.; Ish-Shalom S.; Giladi A.; Falk B.; Constantini N.: »Assessment of Body Composition in Ballett Dancers: Correlation Among Anthropometric Measurements, Bio-Electrical Impedance Analysis, and Dual-Energy X-Ray Absorptiometry.« International Journal of Sports Medicine; VOL: 21 (8); S. 598–601 (2000)
4 »Fett weg?«, Artikel in ÖKO-TEST Kompakt 11: Diäten

3 Nordic-Walking: jedermanns Gesundheitsturbo?

1 Petra Regelin, Petra Mommert-Rauch: Nordic-Walking aber richtig, BLV-verlag, 2004

2 Wolfgang Fejan: Nordic Walking kompakt, Krenn Verlag, 2004

3 Church T. S., Earnest C. P., Morss G. M: »Field testing of physiological responses associated with Nordic Walking«, Division of Epidemiology and Clinical Applications, The Cooper Institute, Dallas, 2002

4 Duncan JJ, Gordon NF, Scott CB: »Women walking for health an fitness. How much is enough?« Division of Exercise Physiology, Cooper Institute, Dallas, 1991

5 »Energieumsatz beim Nordic Walking im Vergleich zum normalen Walking«, 2002, Heitkamp, H.-Ch., Schiebel, Frank, Universität Tübingen Medizinische Klinik Abt. Sportmedizin

4 Wettrüsten zum Fitness-Sieg?

1 http://www.wecarelife.at/CDA_Master/1,3008,4029_7712_0,00.html

2 »Gsund is leiwand. Wissenswertes rund um's richtige Fitnesstraining«, NÖGKK, IMSB, AKNÖ, 2003

3 F. Bodem, Johannes Gutenberg – Universität Mainz, M. Lochmann, Gutenberg Johannes – Universität Mainz, D. Rüegg – Universität Fribourg, Peter Nobmann, Astrium, Bremen: »Untersuchung der Muskelaktivität beim Training auf einem Fahrradergometersystem in Mikrogravitation«. Zitiert nach: http://www.dlr.de/dlr/Raumfahrt/RF-Management/FUW/experimente_03.html

5 Lieber langsam laufen?

1 »Gsund is leiwand. Wissenswertes rund um's richtige Fitnesstraining«, NÖGKK, IMSB, AKNÖ, 2003

2 Adrian Bürgi, Jost Hegener, Christof Mannhart, Jon Werlin:

»Mythos Ausdauer«, mobile, Die Fachzeitschrift für Sport, 3/03, S. 18–21
3 Kurt Mossburger, Thomas Markmann: »Relative und absolute Energiegewinnung aus Fetten«, auf: www.fitness.com
4 wie 1

6 Carver: jeder ein Herminator?

1 Manfred L. Dingerkus, Angela Mang: »Sport-Orthopädie Sport-Traumatologie«, Jahrgang 17, Heft 4, 01-2002, S. 213–218
2 SpitzenpfeilP., Mester J., Deutsche Sporthochschule, Köln Sportverl. Sportschad.ll (1997), S. 134–136
3 Johnson R. J. et al: USA, »C-Ski sind verletzungsträchtiger«
4 H. Gläser: »Skiunfälle der Saison 2001/002«, Auswertungsstelle für Skiunfälle der ARAG Sportversicherung (ASU Ski). 2003
5 F. Kaiser, Universitäts-Sportinstitut, Wien, Sportverl. Sportschad. 11 (1997) S. 126–128
6 »Impact of Super Sidecut Skis an the Epidemiology of Skiing Injuries« R.J. Johnson, C.F. Ettlinger, J.F. Shealy, C. Meader, Department of Orthopaedics and Rehabilitation University of Vermont, USA, Sportverl. Sportschad. 11 (1997) S. 150–152

7 In null Komma nichts von null auf 42,2?

1 Kretsch A., Grogan R., Duras P., Allen F., Sumner J., Gillam I.: »1980 Melbourne marathon study«. Medical Journal of Australia. 1984 Dec 8-22; 141 (12–13): S. 809–814
2 Walter S.D., Hart L.E., McInthosh J.M., Sutton J.R.: »The Ontario cohort study of running-related injuries«. Arch Intern Med. 1989 Nov; 149 (11): S. 2561–2564
3 Macera C.A., Pate R.R., Powell K.E., Jackson K.L., Kendrick J.S., Craven T.E.: »Predicting lower-extremity injuries among habitual runners«. Arch Intern Med. 1989 Nov; 149 (11): S. 2565–2568.

4 Verletzungen und Beschwerden im Laufsport, Prävention und Therapie, Frank Mayer, Stefan Grau, Heiner Baur, Anja Hirschmüller, Thomas Horstmann, Albert Gollhofer, Hans-Hermann Dickhuth, in: Dt Ärztebl 2001; 98: A S. 1254–1259 [Heft 19]

5 O'Toole M.L.: Prevention and treatment of injuries to runners. Med Sci Sports Exerc. 1992 Sep; 24 (9 Suppl): S. 360–363

6 »richtig fit«, Deutscher Sportbund: »Sportverletzungen beim Laufen«. www.richtigfit.de/pages/de/magazin/laufspezial/281.html

7 MSD Manual – Handbuch Gesundheit, Herausgeber Robert Berkow, M. D. Mosaik Verlag, München, 1999/2002, S. 259f.

8 Frank Mayer, Stefan Grau, Heiner Baur, Anja Hirschmüller, Thomas Horstmann, Albert Gollhofer, Hans-Hermann Dickhuth: »Verletzungen und Beschwerden im Laufsport – Prävention und Therapie«. In: Dt. Ärzteblatt 2001; 98: A S. 1254–1259 [Heft 19]

9 ebendort

10 Teri Burgess: »The Big 5 – die 5 häufigsten Laufverletzungen«. In: Time-to-Run – The Worlds Online Running Information Magazine, www.time-to-run.com/injuries/thebig5/german

11 Engel, Stiegler, Berger: »Der Einfluss des Marathonlaufes auf knöcherne Strukturen«, in: Österreichisches Journal für Sportmedizin 1/2003

12 »Deutschlands Jogger neigen dazu, sich zu überfordern«. Presseinformation des AOK-Bundesverbandes, Berlin 28. Oktober 2003

13 Krampla A., Mayrhoefer R., Malcher J., Kristen K. H., Urban M., Hruby W. MR: »imaging of the knee in marathon runners bevor and after competition.« Skeletal Radiol 2001 Feb; 30(2): S. 72–76

14 zitiert nach: Ärzte Zeitung, 06.02.2004

8 Mit der Pulsuhr am Puls der Zeit?

1 Karvonen M.J., Kentala E., Mustala O.: »The effects of training on heart rates«, Ann med exp Fenn, 1957, 35, S. 385–427

2 Andreas Oschmann: »Pulsorientiertes Training auch für Anfänger«, Mainz, Sport Special/Condition (1992), 4, S. 23–24

3 K. Röcker et al: Heart rate prescriptions from performance and anthropometrical characteristics. Medicine & Science in Sports & Exercise 2002/34/S. 881 ff.

4 vergleiche auch: U. Pollmer, S. Warmut, G. Frank: »Lexikon der Fitnessirrtümer«, Eichborn, Frankfurt/Main, 2003

5 D. Lagerstrom, F. Schweinheim, P. Steinschulte: Die Messgenauigkeit verschiedener Pulsmessgeräte. Eine Vergleichsuntersuchung bei unterschiedlichen sportlichen Aktivitäten, Waldenburg, Gesundheitssport und Sporttherapie/7 (1991), 2, S. 11–13

6 Birk T., Birk C.A.: »Use of ratings of percieved exertion for exercise prescription«, 1987, Morgan 1981

7 Alfred Aigner, Eveline Ledl-Kurkowsky, ÖISM: »Zum Stellenwert des subjektiven Anstrengungsempfindens für die Intensitätssteuerung des Ausdauertrainings gesunder Freizeitsportler«, Journal für Sportmedizin, 1/2002

8 »Gut im Rennen«, Konsument 3/2001, S. 6–9

9 Institut für medizinische und sportwissenschaftliche Beratung, Olympiazentrum Südstadt. »Gsund is leiwand. Wissenswertes rund um's richtige Fitnesstraining«, 2003, S. 12 ff

9 Mit Yoga entspannt zur Fitness?

1 Quelle: Ärzte Zeitung, 11.09.2002

2 Österreichischer Yogaverband, Tribuswinkel, www.yogaverband.at

3 Asia-Trends im Fitnessstudio, Deutsche Presseagentur, Meldung vom 15.06.2004 09:52 Uhr

4 Renate Sembeni: »Meet the Future – Gesundheit. Fitness, Wellness und weiter?«, AK Steiermark, 2004
5 Pansare M. S.; Kulkarni A. N.; Pendse U. B. »Effect of yogic training on serum LDH levels«, Turin, The Journal of Sports Medicine and physical Fitness/29 (1989), 2, S. 177–178, Lit.
6 DiCarlo L. J.; Sparling, P. B.; Hinson B. T.; Snow T. K.; Rosskopf L. B.: Cardiovascular, metabolic, and perceptual responses to hatha yoga standing poses, Cambridge, Medicine, Exercise, Nutrition and Health /4 (1995), 2, S. 107–112, Lit.
7 Hannelore Pilss-Samek: »Yoga – entschärft«, Wiebelsheim, Sportpraxis / (1992), 6, S. 11–12
8 Anna Trökes: »Yoga für Rücken, Schulter und Nacken«, Graefe & Unzer, 2003
9 Steffen Brandt: »Prävention und Gesundheitsförderung im betrieblichen Setting. Eine Längsschnittstudie über die psychologischen Auswirkungen des Yoga und des autogenen Trainings«. Diplomarbeit, Universität Potsdam, 2004.

10 Mit Schlankheitsmitteln mühelos zur Modelfigur?

1 Petra Lehner: »Schlankheitsmittel im Versandhandel«; Erhebung der Arbeiterkammer Wien, 17/2004.
2 Ernährungsmedizin und Diätetik NEWS, diaita-Pressedienst Nr. 02/2004, S. 6
3 Quellen: Verbraucherzentrale Hamburg, ÖKO-Test 2/2004, arzneitelegramm 3/98
4 Verbraucherzentrale Schleswig-Holstein: »Schlankwerden ganz von selbst?«, http://www.verbraucherzentrale-sh.de/aktuelles/archiv/ Schlank01.html
5 Jürgen Steinert: »Fett bleibt fett«, ÖKO-TEST Februar 2004
6 Verbraucherzentrale Hamburg: »Schlankheitsmittel kritisch

bewertet«, http://www.vzhh.de/~upload/vz/VZTexte/Texte Ernaehrung/Schlankheitsmittel1.htm
7 Verein für Konsumenteninformation, Konsument extra: »Die besten Diäten. 80 Diäten im Test«, Wien, 2002, S. 19
8 wie 6

11 Mit »GLYX« ins Ernährungsglück?

1 Deutsche Gesellschaft für Ernährung (DGE): Glykämischer Index und glykämische Last – ein für die Ernährungspraxis des Gesunden relevantes Konzept? – Teil 1: Einflussfaktoren auf den glykämischen Index sowie Relevanz für dic Prävention ernährungsbedingter Krankheiten. Ernährungs-Umschau 51 (2004) Heft 3; S. 84–91
2 DGE aktuell 01/2003, http://www.dge.de/Pages/navigation/presse/ 2003/akt0103.html

12 13 Schwere Diäten – leichtes Gewicht?

1 Konsument-extra »Die besten Diäten«, 2002
2 Wallner S.J. et al.: »Adipositastherapie: Nahrung als Intervention.« Journal für Ernährungsmedizin, 2001, Vol. 3, S. 11–16; http://www.kup.at/kup/pdf/927.pdf
3 »Carbs, low-carbs: A Mayo Clinic specialist cuts through the confusion«, www.cnn.com/HEALTH/library/NU/00279.html
4 »Daten – Zahlen – Daten«; Ärzte Zeitung vom 5. August 2002
5 »Low carb – high fat?«, DGE-aktuell 05/2004 vom 16. Juni 2004, www.dge.de/Pages/navigation/presse/2004/akt0504.html
6 Elmadfa I., Leitzmann C.: »Ernährung des Menschen.« Verlag Eugen Ulmer, 1998

14 Fett verbrennen an Bauch, Bein, Po?

1 Quelle: www.magersucht.de – Deutschland 2004
2 Quelle: http://www.kiesertraining.ch

3 Prof. Dr. med. Friedhelm Beuker, Heinrich-Heine-Universität Düsseldorf, Präsident des Deutschen Verbandes für Bodybuilding und Fitness

15 Essen am Abend macht dick?

1 Kant A. K., Schatzkin A., Ballard-Barbash R.: Evening eating and subsequent long-term weight change in a national cohort. International Journal of Obesity 21 (1997), S. 407–412

2 Frost G., Pirani S.: Meal frequency and nutritional intake during Ramadan: a pilot study. Human nutrition. Applied nutrition 41 (1987); S. 47–50

3 Maislos, Abou-Rabiah Y., Zuili I., Iordash S., Shany S.: »Gorging and plasma HDL-cholesterol – the Ramadan model.« European Journal for Clinical Nutrition 52 (1998); S. 127–130

16 Zucker ist ein Vitaminräuber?

1 Österreichischer Ernährungsbericht 2003

2 Farris R. P., Nicklas T. A., Myers L., Berenson G. S.: »Nutrient intake and food group consumption of 10-year-olds by sugar intake level: the Bogalusa Heart Study.« Journal of the American College of Nutrition, 1998, Vol 17 (6), S. 579–585

3 Alexy U., Sichert-Hellert W., Kersting M.: Associations between intake of added sugars and intakes of nutrients and food groups in the diets of German children and adolescents. British Journal of Nutrition, 2003, Vol 90, S. 441–447

4 Hill J. O., Prentice A. M.: »Sugar and body weight regulation. American Journal of Clinical Nutrition«, 1995, Vol 62, S. 264–273

5 Report »Dietary Reference Intakes for Energy, Carbohydrate, Fiber, Fat, Fatty Acids, Cholesterol, Protein, and Amino Acids«. National Academy of Sciences, 2002. Download unter http://books.nap.edu/catalog/ 10490.html

6 wie 1
7 WHO Report No. 916 »Diet, Nutrition and the Prevention of Chronic Diseases. Report of a Joint WHO/FAO Expert Consultation«, Genf, 2003. Download unter: http://www.who.int/hpr/NPH/docs/who_fao_expert_report.pdf

18 Entschlackt und schlank durch Fasten?

1 Deutsche Gesellschaft für Ernährung: »DGE: Fasten ist nicht zum Abnehmen geeignet«. DGE-aktuell 5/98 unter www.dge.de/Pages/navigation/presse/akt0598.htm
2 Ärztegesellschaft Heilfasten und Ernährung e. V. (ÄGHE): »Keine Angst vorm Fasten«. UGB-Website www.ugb.de/e_n_1_140985_n_n_n_n_n_n_n.html
3 Deutsche Gesellschaft für Ernährung: »Fasten«. DGE-Info, Beratungspraxis Dezember 1998. www.dge.de/Pages/navigation/fach_infos/dge_info/1998/bp1298.htm
4 Huether G., Schmidt S., Rüther E.: »Essen, Serotonin und Psyche: Die unbewusste nutritive Manipulation von Stimmungen und Gefühlen«. Deutsches Ärzteblatt 95 (1998), S. A–477–479. www.aerzteblatt.de/v4/archiv/artikeldruck.asp?id=9630
5 van Itallie B., Yang M. U.: »Cardiac dysfunction in obese dieters: potentially lethal complication of rapid, massive weight loss«. American Journal of Clinical Nutrition 39 (1984), S. 695–702
6 Elmadfa I., Leitzmann C.: »Hungerstoffwechsel (Fasten)«. In: »Ernährung des Menschen«, Verlag Eugen Ulmer, Stuttgart, 1998
7 Deutsche Gesellschaft für Ernährung (DGE): »Ist Essig Heilkraft aus der Natur?« DGE-aktuell 21/98 unter www.dge.de/Pages/navigation/presse/akt2198.htm

19 Rohes Obst am Abend gärt im Magen?

1 Fritz Pittner: »Berauschende Vielfalt – und was wirklich dahintersteckt«, Abstract zu einem Vortrag im Rahmen einer Weiterbildungsveranstaltung des Verbandes der Ernährungswissenschaftler Österreichs (VEÖ) im Juni 2002

2 Temple N.J., Gladwin K.K.: »Fruit, vegetables and the prevention of cancer: research challenges«. Nutrition; Vol. 19 (5), S. 467–470 (2003)

3 Internetinformationen zum Projekt »Obst mal 5« des Landes Tirol und des Tiroler Arbeitskreises für Vorsorgemedizin avomed, http://www.avomed.at/obstx5/

4 ebendort

20 Cholesterin ist böse, das Ei der Übeltäter?

1 Udo Pollmer: »Lexikon der Fitness-Irrtümer«, Eichborn, 2003

2 Jenkins D.J. et al: »Effects of a dietary portfolio of cholesterollowering foods vs lovastatin on serum lipids and C-reactive protein«. JAMA: the journal of the American Medical Association; VOL: 290 (4); S. 502–510 /20030723/

3 Hu FB et al.: »A Prospective Study of Egg Consumption and Risk of Cardiovascular Disease in Men and Women.« Journal of American Medical Association 281 (1999), S. 1387–1394

4 Wächtershäuser A., Stein J.: »Ernährung bei Störungen des Lipidstoffwechsels. Teil 2: Ernährungstherapie.« Ernährungs-Umschau 51 (2004), S. 144–148

21 Margarine ist gesünder als Butter?

1 Elmadfa I. et al.: »Die große GU Nährwert Kalorien Tabelle«, Gräfe und Unzer Verlag, 2003

2 ebendort

3 Konsument 5/2004, S. 18/19

4 Verein für unabhängige Gesundheitsberatung: »Welches Fett wofür?«, UGB-Forum 4/02, S. 181–182

22 Beugt Milch Osteoporose vor?

1 Deutsche Gesellschaft für Ernährung (DGE): »Kann langjähriger Milchkonsum Osteoporose fördern?« DGE-Info 7/98, www.dge.de/Pages/navigation/fach_infos/dge_info/1998/fkp0798.htm

2 Renner E. et al: »On the incidence of osteoporosis in relation to the calcium intake with milk and milk products.« International Dairy Journal 1991/1/S. 77–82

3 Feskanich D. et al.: »Calcium, vitamin D, milk consumption, and hip fractures: a prospective study among postmenopausal women«, The American Journal of Clinical Nutrition, Vol 77(2), 2003, S. 504–511

4 Feskanich D. et al: »Milk, dietary calcium, and bone fractures in women: a 12-year prospective study.« American Journal of Public Health 1997/87/ S. 992–997

5 Studie des National Instituts of Health, University of California, American Journal of clinical nutrition, 2001, Elmadfa I., Leitzmann C.: »Ernährung des Menschen«, Verlag Eugen Ulmer, Stuttgart, 1998

6 Deutsche Gesellschaft für Ernährung, Österreichische Gesellschaft für Ernährung, Schweizerische Gesellschaft für Ernährung: »Referenzwerte für die Nährstoffzufuhr«, Umschau Braus Verlag, 2000

7 Elmadfa I., Freisling H., König J., et al (Hrsg.): »Österreichischer Ernährungsbericht 2003«, Bundesministerium für Gesundheit und Frauen

8 Lau EMC et al.: »Benefits of milk powder supplementation on bone accretion in Chines children«. Osteoporosis International Vol. 15 (8), 2004, S. 654–658
Chee WSS et al.: »The effect of milk supplementation on bone mineral density in postmenopausal Chinese women in Malaysia«. Osteoporosis International, Vol. 14 (10), 2003, S. 828–834

Lunt M. et al: »The Effects of Lifestyle, Dietary Dairy Intake and Diabetes on Bone Density and Vertebral Deformity Prevalence: The EVOS Study«, Osteoporosis International, Vol. 12 (8), 2001, S. 688–698

Goulding A. et al.: »Children who avoid drinking cow's milk are at increased risk for prepubertal bone fractures«, Journal of the American Dietetic Association, Vol 104 (2), 2004, S. 250–253

23 24 Fitness und Alkohol schließen sich aus?

1 Franz W: »Rotwein: Zum Wohl?«, UGB-Forum 1/03, http://www.ugb.at/e_n_1_142197_n_n_n_n_n_n_n.html

2 Siegfried Meryn: »Das große ORF-Gesundheitsbuch«, Wien, Ueberreuter, 1999. S. 32ff.

3 wie 1

4 Belleville J.: »The French paradox: possible involvement of ethanol in the protective effect against cardiovascular diseases.« Nutrition; Vol. 18 (2), S. 173–177 (2002)

5 wie 2

6 Deutsche Gesellschaft für Ernährung, Österreichische Gesellschaft für Ernährung, Schweizerische Gesellschaft für Ernährung: »Referenzwerte für die Nährstoffzufuhr«, Umschau Braus Verlag, 2000

7 ebendort

25 Kaffee – ein Tabu für Sportler?

1 Deutsche Gesellschaft für Ernährung (DGE): »Bedeutung von Kaffee für den Flüssigkeitshaushalt«, DGE-Info 4/2004, http://www.dge.de/Pages/navigation/fach_infos/dge-info.html

2 Maughan R. J, Griffin, J.: »Caffeine ingestion and fluid balance: a review.« J. of Human Nutr & Dietetics 16 (2003) 411ff

Grandjean A. C., Reimers K.J., Bannick K. E., Haven M. C.: »The effect of caffeinated, non-caffeinated, caloric and noncaloric beverages on hydration«, Journal of the American College of Nutrition, Vol. 19 (5), 2000, S. 591–600

3 Jee S. H., He J., Appel L. J., Whelton P. K., Suh I., Klag M. J.: »Coffee Consumption and Serum Lipids: A Meta-Analysis of Randomized Controlled Clinical Trials«, American Journal of Epidemiology, Vol. 153 (4), 2002, S. 353–362

4 Boekema P. J., Samson M., van Berge Henegouwen G. P., Smout A. J.: »Coffee and gastrointestinal function: facts and fiction. A review«, Scandinavian journal of gastroenterology, Supplement, Vol. 230, 1999, S. 35–39

5 Klag M. J., Wang N. Y., Meoni L. A., Brancati F. L., Cooper L. A., Liang K. Y., Young J. H., Ford D. E.: »Coffee intake and risk of hypertension: the Johns Hopkins precursors study«, Archives of internal medicine, Vol. 162 (6), 2002, S. 657–662

Corti R., Binggeli C., Sudano I., Spieker L., Hänseler E., Ruschitzka F., Chaplin W. F., Lüscher T. F., Noll G.: »Coffee acutely increases sympathetic nerve activity and blood pressure independently of caffeine content: role of habitual versus nonhabitual drinking«, Circulation, Vol. 106 (23), 2002, S. 2935–2940

Basile J.: »Coffee intake over 33 years is not associated with developing hypertension«, The journal of clinical hypertension, Vol. 4 (6), 2002, S. 434

6 Cavin C., Holzhaeuser D., Scharf G., Constable A., Huber W. W., Schilter B.: »Cafestol and kahweol, two coffee specific diterpenes with anticarcinogenic activity«, Food and Chemical Toxicology, Vol. 40 (8), 2002, S. 1155–1163

Grubben MJAL., van den Braak CCM., Broekhuizen R., de Jong R., van Rijt L., de Ruijter E., Peters WHM., Katan MB., Nagengast FM.: »The effect of unfiltered coffee on potential biomarkers for colonic cancer risk in healthy volunteers: a randomized trial«, Alimentary Pharmacology & Therapeutics, Vol. 14 (9), 2000, S. 1181–1190

Michels K. B., Holmberg L., Bergkvist L., Wolk A.: »Coffee, Tea, and Caffeine Consumption and Breast Cancer Incidence in a Cohort of Swedish Women«, Annals of Epidemiology, Vol. 12 (1), 2002, S. 21–26

7 Rosengren A., Dotevall A., Wilhelmsen L., Thelle D., Johansson S.: »Coffee and incidence of diabetes in Swedish women: a prospective 18-year follow-up study«, Journal of Internal Medicine, Vol. 255 (1), 2004, S. 89–95
Salazar-Martinez E., Willet W. C., Ascherio A., Manson J. E., Leitzmann M. F., Stampfer M. J., Hu F. B.: »Coffee consumption and risk for type 2 diabetes mellitus«, Annals of internal medicine, Vol. 140 (1), 2004, S. 1–8

8 Mag. Sabine Bisovsky, Mag. Gerlinde Scharf: »Einblicke« 2/01, Zeitschrift des Verbandes der Ernährungswissenschafter Österreichs

9 Tofler O. B., Foy S., Ng K., Hickey G., Burke V.: »Coffee and Coronary Heart Disease«, Heart, Lung and Circulation, Vol. 10 (3), 2001, S. 116–120
Esposito F., Morisco F., Verde V., Ritieni A., Alezio A., Caporaso N., Fogliano V.: »Moderate coffee consumption increases plasma glutathione but not homocysteine in healthy subjects«, Alimentary Pharmacology Therapeutics, Vol. 17 (4), 2003, S. 595–601

26 Schokolade – die dunkle Seite der Macht?

1 Watzl B., Leitzmann C.: »Bioaktive Substanzen in Lebensmitteln.« Hippokrates Verlag, 1999

2 Steinberg F. M., Bearden M. M., Keen C. L.: »Cocoa and chocolate flavonoids: Implications for cardiovascular health.« J Am Diet Assoc (2003), Vol. 103, S. 215–223

3 Lee K. W. et al: »Cocoa has more phenolic phytochemicals and a higher antioxidant capacity than teas and red wine.« J Agric Food Chem (2003), Vol. 51, S. 7292–7295

4 Raikkonen K.: »Early Human Development« (2004), Vol. 76, S. 139–145. Zitiert in: Gesellschaft für Ernährungsmedizin und Diätetik, 14. 6. 2004; www.ernaehrungsmed.de/ausdruck detail.asp?item=1080
5 Taubert D. et al.: »Chocolate and Blood Pressure in Elderly Individuals With Isolated Systolic Hypertension.« JAMA (2003), Vol. 290, S. 1029–1030. Zitiert in: Gesellschaft für Ernährungsmedizin und Diätetik, 23. 1. 2004; www.ernaehrungs med.de/ausdruckdetail.asp?item=975
6 www.ernaehrungsmed.de, 2003
7 Savi L. et al: »Food and headache attacks. A comparison of patients with migraine and tension-type headache.« Panminerva medica (2002), Vol. 44, S. 27–31
8 Informations- und Dokumentationsstelle am Institut für Ernährungswissenschaften der Uni Gießen: »Anandamid – macht Schokolade high?« 22. 5. 2002; www.nutriinfo.de/ artikeldetails_druckversion.php?aid=170
9 Deutsche Gesellschaft für Ernährung: Positives zu Schokolade. DGE-Info 3/2000; www.dge.de/Pages/navigation/ fach_infos/dge_info/2000/nuv0300.htm

27 Salz verursacht Bluthochdruck?

1 Beevers D. G.: »The epidemiology of salt and hypertension«, Clinical autonomic research, Vol. 12 (5), 2002, S. 353–357
2 Swales J.: »Population advice on salt restriction: the social issues«, American journal of hypertension, Vol. 13 (1), 2000, S. 2–7
3 Küpper C.: »Aktuelle Salzverzehrdaten für Deutschland«, Ernährung im Fokus 2-01, 2002
4 Deutsche Gesellschaft für Ernährung, Österreichische Gesellschaft für Ernährung, Schweizerische Gesellschaft für Ernährung: »Referenzwerte für die Nährstoffzufuhr«, Umschau Braus Verlag, 2000

5 Küpper C.: »Aktuelle Salzverzehrdaten für Deutschland«, Ernährung im Fokus 2-01, 2002

6 Elmadfa I., Freisling H., König J. et al.: »Österreichischer Ernährungsbericht 2003«, Wien

7 McCarty M. F.: »Should we restrict chloride rather than sodium?«, Medical hypotheses, Vol. 63 (1), 2004, S. 138–148

8 Suter P. M., Sierro C., Vetter W.: »Nutritional factors in the control of blood pressure and hypertension«, Nutrition in clinical care: an official publication of Tufts University, Vol. 5 (1), 2002, S. 9–19

9 McCarty M. F.: »Should we restrict chloride rather than sodium?«, Medical hypotheses, Vol. 63 (1), 2004, S. 138–148

10 Beevers D. G.: »The epidemiology of salt and hypertension«, Clinical autonomic research, Vol. 12 (5), 2002, S. 353–357

28 Fünf Mahlzeiten am Tag sind optimal?

1 Stellungnahme der Deutschen Gesellschaft für Ernährung: »Drei oder mehr Mahlzeiten pro Tag?«; DGE-info Oktober 1999; http://www.dge.de/Pages/navigation/fach_infos/dge_info/1999/fkp1099.htm

2 Mag. Helga Cvitkovich-Steiner: »Disput um die Mahlzeit«; Artikel der Österreichischen Gesellschaft für Ernährung (ÖGE); http://gerda.univie.ac.at/oege/current/content.php?l=de&a=2018

3 Garrow J. S., Durrant M.; Blaza S., Wilkins D., Royston P.; Sunkin S.: »The effect of meal frequency and protein concentration on the composition of the weight lost by obese subjects.« The British journal of nutrition 45 (1981); S. 5–15

4 Taylor M. A, Garrow J. S.: »Compared with nibbling, neither gorging nor a morning fast effect short-term energy balance in obese patients in a chamber calorimeter.« International journal of obesity and related metabolic disorders 25 (2001); S. 519–528

5 Westerterp-Plantenga M. S., Kovacs E. M., Melanson K. J.: Habitual meal frequency and energy intake regulation in partially temporally isolated men. International journal of obesity and related metabolic disorders 26 (2002); S. 102–110

29 30 Kommt die Kraft aus der Dose?

1 Palmer M. et al: »Adverse events associated with dietary supplements, an observational study.« The Lancet 2003/361/S. 101–106

2 »Untersuchung von nicht-hormonellen Nahrungsergänzungsmitteln auf nicht-deklarierte anabol-androgene Steroide – eine internationale Studie«, Institut für Biochemie, Deutsche Sporthochschule Köln, 2001

3 Jahresbericht 2002, Dopingkontroll-Labor Seibersdorf

31 Ständig sauer ohne Basenpulver?

1 Hahn A., Ströhle A.: »Ernährung und Säure-Basen-Haushalt«, Hannover 2003; http://www.unics.unihannover.de/Lebensmittelwissenschaft/Aktuelle%20Publikationen/Ernaehrungsfaktoren%20und%20Saeure-Basen-Haushalt.pdf

2 Ein Überblick unter: www.medinet.de/de/fln/ernaehrung/uebersauerung/1_Hauptbereich.html

3 Ekmekcioglu C.: »Die Theorie der Übersäuerung. Ein evidenzbasierter Kurzbericht«, Ernährung & Medizin, Vol. 19, 2004, S. 16–20

4 Elmadfa I., Leitzmann C.: »Ernährung des Menschen«, Verlag Eugen Ulmer, Stuttgart, 1998

5 Ekmekcioglu C.: »Die Theorie der Übersäuerung. Ein evidenzbasierter Kurzbericht«, Ernährung & Medizin, Vol. 19, 2004, S. 16–20

6 Manz M.: »History of nutrition and basic-base physiology«, Eur J Nutr, 2001, 40189–40199

32 Machen Vitaminpillen fehlende Fitness wett?

1 Quelle: http://www.focus.de/D/DG/DGD/DGD11/dgd11.htm, 11.07.2002

2 PP-Pharma TrendPTRStd, 2004/5., aus: Stern, 36/2004, S. 153

3 »Das Vitamin-Paradoxon«, Ernährung aktuell – Informationsdienst der Österreichischen Gesellschaft für Ernährung, 3/2003

4 FOCUS 31/2003, S. 71

5 http://www.nutriinfo.de/artikeldetails_druckversion.php?aid=1919

6 »Was essen wir«. Robert-Koch-Institut, 2003, Checkliste Ernährung
Paolo Suter, Thieme-Verlag, zitiert in: Focus, 31/2003 »The effect of vitamin E and beta carotene on the incidence of lung cancer and other cancers in male smokers. The Alpha-Tocopherol, Beta Carotene Cancer Prevention Study Group«, The New England journal of medicine, Vol. 330 (15), 1994, S. 1029–1035
Omenn G. S., Goodman G. E., Thornquist M. D. et al.: »Effects of a combination of beta carotene and vitamin A on lung cancer and cardiovascular disease«, The New England journal of medicine, Vol. 334 (18), 1996, S. 1150–1155

7 Der Standard, 24.8.2004, S. 25

8 Blumberg J., Block G.: »The Alpha-Tocopherol, Beta-Carotene Cancer Prevention Study in Finland«, Nutrition Reviews, Vol. 52 (7), 1994, S. 242–245

9 Biesalski H. K., Köhrle J., Schümann K.: »Vitamine, Spurenelemente und Mineralstoffe. Prävention und Therapie mit Mikronährstoffen«, Thieme Verlag, 2002, 12. Aufl. Stuttgart, New York: Georg Thieme Verlag 1989. s S. 413/414

10 Stellungnahme des DGE-Arbeitskreises »Sport und Ernäh-

rung«: Antioxidantien in der Sporternährung, DGE-Info 7/2001; http://www.dge.de/Pages/navigation/fach_infos/dge_info/2001/fkp0701.html

11 Deutsche Gesellschaft für Ernährung, Österreichische Gesellschaft für Ernährung, Schweizerische Gesellschaft für Ernährung: »Referenzwerte für die Nährstoffzufuhr«, Umschau Braus Verlag, 2000

12 ebendort

33 Sind probiotische Joghurts gesünder?

1 Bundesinstitut für Risikobewertung: »Abschlussbericht der Arbeitsgruppe ›Probiotische Mikroorganismenkulturen in Lebensmitteln‹ am BgVV«, Oktober 1999

2 ebendort

3 »Probiotische Milchprodukte«, aid-spezial, Heft 3469/1998, Hrsg: Auswertungs- und Informationsdienst für Ernährung, Landwirtschaft und Forsten e. V.

4 »Bakterien im Trend«, Heft 7, 1998, Stiftung Warentest, Stuttgart

5 Gabathuler U.: »Trendige Bazillen. prüf mit!« 1997/H.5/S. 13–15

6 Wissenschaftlicher Informationsdienst des Europäischen Instituts für Lebensmittel- und Ernährungswissenschaften (EU.L.E.) e.V.

7 »Probiotische Milchprodukte«, aid-spezial, Heft 3469/1998, Hrsg: Auswertungs- und Informationsdienst für Ernährung, Landwirtschaft und Forsten e. V.

8 Weiß W.: »Aspekte zur Funktionalität von Probiotika«, Ernährung aktuell 1/2004; www.oege.at

9 »Die Probiotika«, Gaelle Quillien, Institut National de la Recherche Agronomique, France, 1/2001

10 Klein A., Jahreis G.: »Probiotika und deren modulierende

Wirkungen auf das Immunsystem«, Ernährungs-Umschau, Vol. 51 (2), 2004, S. 40–46
11 Marteau P., et. al: »Bifidobacterium animalis, strain DN-173 010 shortens the colonic transit time in healthy women.« Aliment Pharmacol Ther 2002; 16: S. 587–593
12 Weiß W.: »Aspekte zur Funktionalität von Probiotika«, Ernährung aktuell 1/2004; www.oege.at
13 ebendort
14 Klein A., Jahreis G.: »Probiotika und deren modulierende Wirkungen auf das Immunsystem«, Ernährungs-Umschau, Vol. 51 (2), 2004, S. 40–46

34 Sportlerriegel sind Fitness zum Anbeißen?
1 Quelle: Verbraucherzentrale Baden-Württemberg: »Fitnessriegel und Sportstudioverträge im Check der Verbraucherzentrale: Viel Zucker für teures Geld«, 2003; http://www.vznrw.de/ UNIQ109067250106691559/doc9176A.html
2 Quelle: Deutsche Gesellschaft für Ernährung: »Fitness zum Anbeißen – Was ist dran am Sportlerriegel?«, DGE-Info 5/2000; http://www.dge.de/Pages/navigation/presse/akt0500.html
3 Ferschel U.: »Clever fit. Nur mit Sportlernahrung fit für den Sport?«, Verbraucherzentrale Baden-Württemberg e. V., 2003
4 Schek A.: »Top-Leistungen im Sport durch bedürfnisgerechte Ernährung«. Philippka Sportverlag, 2002

35 36 Ohne Sportler-Drink kein Sportler-Star?
1 Öko-Test: »Power aus der Pulle? Test Sportler-Drinks«, Ausgabe 09/2000; http://www.oekotest.de/payment/oekotest/000/20000901.pdf
2 Stehle P.: »Leistungsfaktor Trinken – Sportlergetränke unter der Lupe«, Einblicke 1/2003 (Tagungsband der wissenschaft-

lichen Tagung 2001 des Verbandes der Ernährungswissenschafter Österreichs)
3 ebendort
4 Marktl W., Strauss-Blasche G., Hofmann A.: »Auswirkungen von sauerstoffangereichertem Wasser auf Parameter der Leistungsfähigkeit bei ergometrischen Untersuchungen«, Österreichisches Journal für Sportmedizin, Vol. 32 (4), 2002, S. 11–15

37 38 Leichter und gesünder durch Light-Produkte?

1 Elmadfa I., Freisling H., König J., et. al.: »Österreichischer Ernährungsbericht 2003«. 1. Auflage, Wien, 2003, S. 182 ff.
2 ebendort
3 Wallner S.J., Bahadori B., Steinberger I., Lahousen T., Krejs G.J.: »Adipositastherapie: Nahrung als Intervention«. Journal für Ernährungsmedizin 2001; 3 (4): S. 11–16
4 wie 1
5 »Kein Freibrief fürs Schlemmen«, Artikel in: Konsument 4/2002
6 wie 1
7 wie 1
8 wie 5

39 Gesünder würzen mit Himalayasalz?

1 – Arbeitskreis Jodmangel e.V. »Fragen und Antworten«; www.jodmangel.de
– Deutsche Gesellschaft für Ernährung, Österreichische Gesellschaft für Ernährung, Schweizerische Gesellschaft für Ernährung: »Referenzwerte für die Nährstoffzufuhr«, Umschau Braus Verlag, 2000
– Bundesinstitut für Risikobewertung (ehem. BgVV): »Jodsalzprophylaxe birgt kein gesundheitliches Risiko für Schilddrüsenpatienten und Allergiker«, Pressemeldung

29/2001, http://www.bfr.bund.de/cms5w/sixcms/detail.php/946
2 Bayerisches Landesamt für Gesundheit und Lebensmittelsicherheit, Pressemitteilung Nr. 038/2003; www.lgl.bayern.de/de/left/presse/ 2003/038-03.htm und Jahresbericht 2002; http://www.lgl.bayern.de/ de/left/publikationen/_docs/jahresberichte/ lgljb_2002.pdf
3 Deutsche Gesellschaft für Ernährung, Österreichische Gesellschaft für Ernährung, Schweizerische Gesellschaft für Ernährung: »Referenzwerte für die Nährstoffzufuhr«, Umschau Braus Verlag, 2000

40 Trainingsfortschritt muss wehtun?

1 »Behandlungsmaßnahmen bei Muskelverletzungen«, Steinacker T., Krankenhaus für Sportverletzte, Abt. Sportmedizin, Lüdenscheid
2 Weineck J.: »Optimales Training – Leistungsphysiologische Trainingslehre unter besonderer Berücksichtigung des Kinder- und Jugendtrainings«. 13. Auflage, 2003, Spitta Verlag, Balingen, S. 334
3 Apotheken Umschau: »Muskeln ohne Kater«, 16. Mai 2003
4 Böning D.: »Muskelkater«. Deutsche Zeitschrift für Sportmedizin, Jahrgang 51, Nr. 2 (2000), S. 63f.
5 Böning D.: »Delayed-onset muscle soreness«, Köln, Deutsches Ärzteblatt 2002
6 Weineck J.: »Optimales Training – Leistungsphysiologische Trainingslehre unter besonderer Berücksichtigung des Kinder- und Jugendtrainings«. 13. Auflage, 2003, Spitta Verlag, Balingen, S. 334
7 »Sportverletzungen-Muskelkater«, Neumann Georg, Institut für Angewandte Trainingswissenschaft, Leipzig
8 wie 2

9 Böning D.: »Muskelkater«. Deutsche Zeitschrift für Sportmedizin, Jahrgang 51, Nr. 2 (2000), S. 63f.
10 Medizinische Monatsschrift für Pharmazeuten 5 (2003), S. 167; http://www.pharmavista.net/indexD.htm?; http://www.pharmavista.net/ news/PVP/0001339D.htm
11 Dawson B. et al: »Effect of vitamin C and E supplementation on biochemical and ultrastructural indices of muscle damage after a 21 km run«, Stuttgart, International Journal of Sports Medicine, 23 (2002), 1, S. 10–15
12 Bürgi A., Hegener J., Manhart C., Wehrlin J.: »Mythos Ausdauer«, in: mobile, Fachzeitschrift für Sport, 3/02
13 Weineck J.: »Optimales Training – Leistungsphysiologische Trainingslehre unter besonderer Berücksichtigung des Kinder- und Jugendtrainings«. 13. Auflage, 2003, Spitta Verlag, Balingen. S. 334

41 Mit Stretching gegen den Kaltstart?

1 Wiemeyer J.: »Dehnen und Leistung – primär psychophysiologische Entspannungseffekte?«. Deutsche Zeitschrift für Sportmedizin, Jahrgang 53, Nr. 10 (2002)
2 Mikrozensus »Sport-, Freizeit- und Haushaltsunfälle«, Statistik Österreich 1997, zitiert nach: »SPORT UND GESUNDHEIT – Die Auswirkungen des Sports auf die Gesundheit«, eine Studie der Österreichischen Bundes-Sportorganisation im Auftrag des Bundesministeriums für Soziale Sicherheit und Generationen, Wien, 2000, S. 124
3 Wiemeyer J.: »Dehnen und Leistung – primär psychophysiologische Entspannungseffekte?«. Deutsche Zeitschrift für Sportmedizin, Jahrgang 53, Nr. 10 (2002)
4 »Stretching«; http://www.diearztpraxis.com/sportinfo_stretching.htm

5 »Dehnen – was bringt's?«. Interview mit Prof. Dr. Freiwald Jürgen; http://www.zdf.de/ZDFde/inhalt/2/0,1872,2058722, 00.html

6 Wydra G., Glück S.: »Zur Effektivität des Dehnens«, Veröffentlicht in: »Sport ist Spitze – Nachwuchsleistungssport aktuell – zwischen Computer und Power-Food«. Reader zum Sportgespräch/18. Internationaler Workshop am 16. und 17. Juni 2003 in Oberhausen. Aachen: Meyer & Meyer Verlag. http://www.uni-saarland.de/ fak5/sportpaed/pdf/Effektivitaet.pdf

7 Herbert R. D.; Gabriel M. (2002): »Effects of stretching before and after exercising on muscle soreness and risk of injury: systematic review.« British Medical Journal, 325, S. 468–472

8 Freiwald J., Engelhardt M., Jäger M., Gnewuch A., Reuter I., Wiemann K., Starischka S.: »Dehnung – ist ein Paradigmenwechsel notwendig?« 1998, Kongressband

9 ebendort

10 Wiemeyer J.: »Dehnen und Leistung – primär psychophysiologische Entspannungseffekte?«. Deutsche Zeitschrift für Sportmedizin, Jahrgang 53, Nr. 10 (2002)

42 Hanteln machen Frauen männlich?

1 Wilhelm G.: »Krafttraining für Frauen – Modeerscheinung oder Notwendigkeit?« Gesundheitssport und Sporttherapie, 10/1994, S. 8–9, Waldenburg

2 Kemmler W., Lauber D., Weineck J., Hensen J., Kalender W., Engelke K.: »Benefits of 2 years of intense exercise on bone density, physical fitness, and blood lipids in early postmenopausal osteopenic women: results of the Erlangen Fitness Osteoporosis Prevention Study (EFOPS)«. Archives of internal medicine; 2004 VOL: 164 (10); S. 1084–1091

3 Quelle: www.kieser-training.de

43 Das Training hört mit dem Duschen auf?

1 Dr. Michael Despeghel-Schöne: »Fitness für faule Säcke«. 2003, Vgs Verlag, Köln. S. 75f.

2 Fonds Gesundes Österreich: »Bewegung – Bewusst lebt besser«. Wissenschaftliche Beratung: Mag. Günter Schagerl. S. 12f.

3 AKNÖ, IMSB, NÖGKK: »Gsund is leiwand, Wissenswertes rund um's richtige Fitnesstraining«, 2003

4 Weineck J.: »Optimales Training – Leistungsphysiologische Trainingslehre unter besonderer Berücksichtigung des Kinder- und Jugendtrainings«. 13. Auflage, 2003, Spitta Verlag, Balingen, S. 32ff.

5 Hemmings B., Smith M., Graydon J., Dyson R.: »Effects of massage on physiological restoration, perceived recovery, and repeated sports performance.« British journal of sports medicine; 2000 VOL: 34 (2); S. 109–114

44 Die Kraftkammer nur für Bodybuilder?

1 Tschan H.: »Fit im Krafttraining – Krafttraining, Sinn und Unsinn im Gesundheitssport«, Institut für Sportwissenschaften, Abteilung Sportphysiologie

2 »Für Krafttraining ist niemand zu alt«, Ärzte Woche, 16. Jg., Nr. 42, 2002

3 DKB-System nach Eduard Lanz, Grazer Orthopäde, Ex-Coach von Thomas Muster

4 Häkkinen A., et al: »Patienten mit rheumatoider Arthritis im Frühstadium profitieren langfristig von Krafttraining.« Quelle: Medical Tribune, Ausgabe 18/2004, S. 16

5 Quelle: www.kieser-training.de

6 ACSM. (1998). »Position Stand on the Recommended Quantity and Quality of Exercise for Developing and Maintaining Cardiorespiratory and Muscular Fitness, and

Flexibility in Healthy Adults.« Med. Sci. Sports Exerc. 30:6, S. 975–991

7 »Gsund is leiwand. Wissenswertes rund um's richtige Fitnesstraining«, NÖGKK, IMSB, AKNÖ, 2003

8 Körner K. (1996): »Fehler und Gefahren im Fitness- und Gerätetraining.« Dtsch. Z. Sportmed. 47:9, S. 489–496

9 Hollmann W., Hettinger T. (2000): »Sportmedizin: Grundlagen für Arbeit, Training und Präventivmedizin.« 4. Aufl. Schattauer, Stuttgart

10 Smolander J., Aminoff T., Korhonen I., Tervo M., Shen N., Korhonen O., Louhevaara V. (1998): »Heart rate and blood pressure response to isometric exercise in young and old men.« Eur. J. Appl. Physiol. 77, S. 439–444

45 Sport ist nur etwas für Junge?

1 »Kraft und Alter«, Artikel in: Tonus, Informationen der Gesellschaft für Medizinische Kräftigungstherapie (GMKT), Nr. 5/November 1998

2 Fiatarone MA: »Fitness and function at the end of life«, Journal of the American Geriatric Society, 1995 Dec; 43(12): S. 1439–1440

3 »100-Jähriger bricht 100-Meter-Rekord – Zeitmesser versagt«, Artikel in: Die Welt, 6. Juli, 2004; www.welt.de/data/2004/07/06/301385.html

4 »RUB Sportmedizin: Krafttraining gegen Atemnot«; www.sportmed-science.de/texte/laien/pe/2003/copd-krafttraining.html

46 Erst Eiweißpräparate builden den Body?

1 www.vitaminexpress.at

2 Gespräch und Interviewunterlage von Helga Klein, Diätassistentin am IMSB

3 Mannhart C., Colombani P.: »Grundlagen der Sporternährung – die elementare Bedeutung der Energie-, Makronährstoff- und Flüssigkeitszufuhr.« Schweizerische Zeitschrift für Sportmedizin und Sporttraumatologie, 2001, Vol. 49, S. 125–130. Download unter http://www.sfsn.ethz.ch/PDF/Mannhart_Colombani_SZSM2001.pdf
4 wie 2
5 wie 3
6 Konopka P.: »Sporternährung«. BLV Sportwissen, 2002
7 Deutsche Gesellschaft für Ernährung, Österreichische Gesellschaft für Ernährung, Schweizerische Gesellschaft für Ernährung: »Referenzwerte für die Nährstoffzufuhr.« Umschau Braus Verlag, 2000
8 Elmadfa I., Freisling H., König J.: »Österreichischer Ernährungsbericht 2003.« Bundesministerium für Gesundheit und Frauen, 2003
9 Schek A.: »Top-Leistungen im Sport durch bedürfnisgerechte Ernährung.« Philippka Sportverlag, 2002
10 wie 2

47 48 Sex vor dem Sport verringert die Leistung?

1 Sztajzel J., Périat M., Marti V., Krall P., Rutishauser W.: »Effect of sexual activity on cycle ergometer stress test parameters, on plasmatic testosterone levels and on concentration capacity. A study in high-level male athletes performed in the laboratory.«, The Journal of sports medicine and physical fitness; Vol: 40 (3); S. 233–239 (Sept. 2000)
2 Andersen K. V., Bovim G.: »Impotence and nerve entrapment in long distance amateur cyclists«. Acta Neurol Scand. 1997 Apr; 95 (4): S. 233–240
3 Frick F.: »Gefahr für die Männlichkeit«, Artikel in Bild der Wissenschaft 1/99; http://www.frankfrick.de/Leseproben/Leseprobe_Medizin/leseprobe_medizin.html

4 »Macht Radfahren impotent«, Artikel, in: Apotheken Umschau, Juni 2003, http://www.gesundheitpro.de/PGG/PGGA/pgga.htm?snr=11355&snr2=6811&ressort=11400&rubrik=11409&line=1

5 Schwarzer U., Sommer F., Klotz T., Cremer C., Engelmann U.: »Cycling and penile oxygen pressure: the type of saddle matters«. Eur Urol. 2002 Feb; 41 (2): S. 139–143

6 Sommer F., Schwarzer U., Graf C., Klotz T., Engelmann U.: »Changes in penile blood flow during cycling – how does one prevent a decreased perfusion?«. Dtsch Med Wochenschr. 2001 Aug 24; 126 (34–35): S. 939–943

7 »Mehr Sex – mehr Gold?«, Artikel in: Ärztliche Praxis – Gesundheitszeitung vom 3. Sept. 2004, http://www.aerztliche praxis.de/aktuell/artikel/1095691560/gz/fitness

49 Fit an einem Wochenende?

1 Siehe auch: www.netdoctor.at/thema/lipid/bewegung_wun dermittel.shtml

2 Boeckh-Behrens W. U. et al.: »Einsatztraining versus Mehrsatztraining im Kraftsport«, Diplomarbeit, Universität Bayreuth, 2004

3 NÖGKK, IMSB, AKNÖ: »Gsund is leiwand. Wissenswertes rund um's richtige Fitnesstraining«, Wien, 2003

4 Duncan J. J., Gordon N. F., Scott C. B.: »Women walking for health and fitness. How much is enough«, Division of Exercise Physiology, Cooper Institute for Aerobics Research, Dallas, TX 75230. Zitiert in: JAMA. 1991 Dec 18;266(23):3295-9.

50 Schwimmen stärkt den Rücken?

1 Zitiert nach: http://www.stern.de/wissenschaft/gesund_leben/fitness/ index.html?id=527462

2 www.medizinfo.de/ruecken/bandscheibenvorfall/vorbeugung.shtml

3 Kammer LT C. Scott, Young Craig C., Niedfeldt Mark W.: »Swimming Injuries and Illnesses«, THE PHYSICIAN AND SPORTSMEDICINE – VOL 27 – NO. 4 – APRIL 1999
4 »Radfahren, Schwimmen und Walken stärken den Rücken«, Nachrichtenagentur ddp, 10.5.2004
5 Steinbach, K.: »Schwimmen aus orthopädischer Sicht – Aspekte unterschiedlicher Überlastungsschäden«, Schorndorf, Verlag Hofmann, Reihe »Sport« (Band 5), »Gesund durch Schwimmen. Chancen, Risiken und Programme«, (1998), S. 119–123

Register

Abendessen 85
Aceton 97
Achillessehne 18
Adipositas 15
Adrenalin 97
Aerobe Schwelle 40
Aerober Bereich 39f., 94
Aerobiccenter 16
Alkohol 120ff.
Alkoholkonsum 110
Alterszucker 136
Anaerober Bereich 39f.
Anorexie 156
Apfelessig 99
Appetithemmer 66
Arbeitspuls 53
Arteriosklerose 121
Arthritis 201
Asanas 58, 60
Atemnot 207
Atkins-Diät 77
Aufputschmittel 126
Ausdauerleistungsvermögen 11
Ausdauertraining 82, 94
Automatische Massagegürtel 81
Azidose 151

Ballaststoffe 67, 110
Barfußlaufen 21f.
Basenpulver 148ff., 152
Bauch-Bein-Po-Programme 80ff.
BCAA 144
Belastungs-EKG 41
Betahydroxybuttersäure 97
Beuker, Friedrich 82
Beweglichere Gelenke 188
Beweglichkeit 202
Bewegung 64ff.
Bewegungsapparat 18
Bewegungsmangel 12
Bewegungstherapie 65
Bhakti Yoga 58
BIA *siehe* Bioelektrische Impedanz Analyse
Bier 120ff.
Bifidobakterien 161
Bioelektrische Impedanz Analyse 23
Blutdruck 129
Blutgruppendiät 77
Bluthochdruck 59, 132f.
Blutzuckerspiegel 70, 72, 75, 209
BMI *siehe* Body-Mass-Index
Bodybuilder 193f., 200ff.
Body-Mass-Index 15
Bouchard, Claude 11
Brustschwimmen 222
Budd-Pieterse, Zola 22
Butter 113f.

Carver 42ff.
Carving-Ski 42f., 46f.
Carvingtechnik 45
Chitosan 66
Cholesterin 100, 106ff., 113
Cholesterinspiegel 107, 125
Chronisch-Obstruktive Lungenerkrankung 207
Churchill, Winston 9
CLA 142
Cola 170
Conconitest 41
Cooling Down 196
COPD *siehe* Chronisch-Obstruktive Lungenerkrankung

Dämpfungskissen 18ff.
Diabetes 125
Diabetiker 71, 97, 136
Diäten 75f., 81
Dinner-Cancelling 88
Duschen 195ff.

Ei 106, 109
Einseitige Belastungen 200
Eiweißbedarf 210f.

Eiweißpräparate 209ff.
Elektrostimulationsgerät 35
Entschlackung 97
Entwässerungsmittel 66
Ergometer 34
Erholung 197
Erholungsphasen 195
Ermüdungsbrüche 50
Ernährungscoach 13
Ernährungsumstellung 111, 176
Essen am Abend 84ff.
Essstörungen 97f.
Ess-und-Trinkprotokoll 138

Fahrradergometer 36
Falsches Ernährungsverhalten 12
Fasten 95ff.
Fastenkuren 98
Fastenlüge 98
Fasttag 99
Fehlbelastungen 19f.
Fettabbau 82, 95
Fettburning 38ff.
Fettdepots 80f.
Fette 110
Fettgewebe 76
Fettsäureabbau 97
Fettstoffwechsel 39f.
Fettverbrennung 35, 41, 80ff., 93f., 97
Fettverbrennungspuls 54
Fettwaage 23ff.
Fitness 8
Fitnessbewusste Ernährung 100ff.
Fitnessboom 14
Fitnessindustrie 12f., 16ff., 181ff.
Fitnesslügen 101
Fitnesswelle 13f.
Five a Day 104f.
Flavonoide 110, 128, 130
Flüssigkeitsbalance 124
Flüssigkeitshaushalt 124ff.
Formuladiät 66
Frauenhanteln 193f.
Fußstellung 22

Gefährliche Sportarten 189
Gesamtkalorienmenge 84ff.
Gesamtkalorienzufuhr 137
Gesättigte Fettsäuren 112f.
Gesunde Ernährung 64ff., 101
Gewichtsreduktion 76, 85
GI *siehe* Glykämischer Index
GL *siehe* Glykämische Last
Glukose 70, 75, 98, 209
Glykämische Last 72f.
Glykämischer Index 70ff.
Glykogen 75
GLYX 70ff.
Grundumsatz 76

Halbfettbutter 113
Halbfettmargarine 113
Hanteln 36, 193f.
Harnmessungen 149f.
Hatha Yoga 58f.
Hautfaltenmethode 24
HDL-Cholesterin 108ff.
Heißhunger 87
Herzfrequenz 54f., 59
Herzinfarkt 14, 154
Herz-Kreislauf-Erkrankungen 14, 113, 120, 133, 204
Herz-Kreislauf-Training 80
Herzrhythmusstörungen 98
High Tech 18ff.
Himalayasalz 178ff.
Hungerkuren 95ff.
Hungern 98
Hypertoniker 133, 180
Hypervitaminose *siehe* Vitaminvergiftung
Hypoxitrainer 36

Idealgewicht 10
Iliotibiales Band-Syndrom 50
Impotenz 216f.
Inlineskater 15
Insulin 71
Isotonische Getränke 167ff.
ITBS *siehe* Iliotibiales Band-Syndrom

Jaskulkis, Erwin 207
Jnana Yoga 58
Jodmangel 178
Jogger 15, 18, 51
Joggingschuhe 19
Jo-Jo-Effekt 79, 95

Kaffee 124ff.
Kakao 128

Kalorien 120ff.
Kalorienverbrauch 39
Kalzium 115f.
Karma Yoga 58
Ketonkörper 97
Kieser, Werner 22, 81, 194
Kniebeschwerden 18
Knochendichte 117
Knochenmarködeme 50
Koffein 124ff.
Kohlenhydratabbau 40
Kohlenhydrate 89ff., 171
Kohlenhydratkonzentrate 143ff.
Kohlenhydratmangel 209
Kohlenhydratspeicher 95
Kohlenhydratstoffwechsel 38
Koordinationsfähigkeit 202
Körperfett 23f.
Körperfettmessung 26
Kraftkammer 200ff.
Kraftsport 193f.
Kraftsportler 209ff.
Krafttraining 193f., 200ff., 207
Krafttrainingsgeräte 36
Kraftübungen 36
Kreatin 142
Kundalini Yoga 58

Laktatschwellentest 41
Langfristige Gewichtsreduktion 64ff.
Langsames Laufen 38ff.
Langstreckentraining 52
Laufband 35f.
Laufschuhdämpfung 18ff.
Laufschuhe 18ff.
LBNP *siehe* Lower Body Negative Pressure
L-Carnitin 142
LDL-Cholesterin 108, 110f., 121, 125, 128
LDL-Cholesterinspiegel 112
Lebensstil 110
Leitungswasser 169
L-Glutamin 145
Light-Produkte 173ff.
Linolsäure 114
Lipidsenker 109
Lipobay 109
Low Carb-Diät 78
Lower Body Negative Pressure 37

Magnesium 143, 179
Mahlzeitenhäufigkeit 135, 138
Mahlzeitenrhythmus 134, 138
Marathon 48ff.
Margarine 106, 113f.
Massagen 185
Maximalpuls 41, 53ff.
Melatonin 87
Migräne 129f.
Milch 115ff.
Milchsäurebakterien 162
Milchsäurebildung 40
Milchsäureüberschuss 185
Mineralstoffe 170, 179
Mineralwasser 172
Modelfigur 64ff.
Müller, Sven-David 65
Multivitamintabletten 154
Muskelabbau 75
Muskelaufbau 35, 82f.
Muskelaufbaupräparate 141
Muskeleiweiß 75, 98
Muskelgewebe 76
Muskelkater 184ff.
Muskelmasse 209
Muskeln 202
Muskelzuwachs 193

Nahrungsergänzungsmittel 76, 141, 147, 153
Nierensteine 213
Nordic-Walker 15
Nordic-Walking 28ff.
Nordic-Walking-Ausrüstung 32
Nordic-Walking-Technik 31f.
Normalgewicht 81

Obst am Abend 102ff.
Omega-3-Fettsäuren 112
Osteoporose 115ff., 194

Passives Dehnen 188
PER-Skala 54
Pflanzliche Mittel 67
Phenole 121
Phytosterine 111
Pollmer, Udo 108
Power Yoga 58
Probiotische Joghurts 160ff.

Problemzonen 80ff.
Proteinshakes 209
Pulsuhr 53ff.

Quellmittel 67

Rabinowitz,
Philip 207f.
Radfahren 216f.
Radikalkuren 75
Raja Yoga 58
Rauchen 156ff.
Reduktionskost 65
Richtiges Ernährungsverhalten 8
Rotwein 120
Rückenschmerzen 221
Rückenschwimmen 222
Ruhepuls 53
Ruheumsatz 204
Runner's Knee 50

Salz 132f.
Sauerstoffwasser 172
Sauna 185
Säure-Basen-Haushalt 148
Säurehaushalt 148ff.
Schienbeinkantensyndrom 50
Schlacken 97
Schlankheitswahn 52ff., 81
Schlanksheitsmittel 64ff.
Schokolade 128ff.
Schokoladensucht 130
Schönheitsideal 62
Schwimmen 221f.
Schwitzen 93f.
Sekundäre Pflanzenstoffe 121
Seniorensport 206ff.
Serotonin 97, 129
Serotoninstoffwechsel 97
Sex 214ff.
Snowboarden 46
Somatotropin 87
Speisesalz 178
Sportlerdrink 167ff.
Sportlernahrung 141, 145
Sportlerriegel 165f.
Spot Reducing 80ff.
Stepper 34, 36
Stimmungsaufheller 130
Stoffwechsel 85
Stoffwechselstörungen 59
Stressfrakturen 50
Stretching 188ff.
Stromwiderstand 23
Superkompensation 195f.

Testosteron 194
Theraband 36
Thermografie 36
Thiamin 89
Thrombose 121
Trainingsfortschritt 184ff.
Trainingsgeräte 34ff.
Trainingshäufigkeit 219
Trainingspausen 199
Trans-Fettsäuren 114
Transpiration 93
Traumfigur 10
Trennkostdiät 77
Trinkdiät 66

Überdehnungen 59
Übergewicht 15
Übersäuerung 151
Ungesättigte Fettsäuren 112
Unterdruckgerät 35
Untergewicht 81
Unterzuckerung 97

Vacunaut 36
Vegetarier 213
Verletzung 18
Verletzungsrisiko 42
Verstauchungen 59
Viatmine 186
Vitamin B1 89f.
Vitamin C 157
Vitamin D 118, 154
Vitaminmangel 155
Vitaminpillen 153ff.
Vitaminpräparate 67
Vitaminvergiftung 155

Walser, Thomas 33
Wannenbad 185
Warburton,
Michael 22
Wasserverlust 75
Wein 120ff.
Wellnesstrainer 13
Wochenende 219f.
Wright, Peter
Richard 207

Yoga 57ff.
Yoga-Probleme 59
Yogilates 58

Zitronensaftkur 78
Zucker 89ff.
Zusatzernährung 16
Zwischenmahlzeiten 138